Katja Richert

Stopp Diabetes! Praxisbuch

Ernährungs- und Bewegungspläne

LOGI-METHODE

Ein besseres Leben mit Diabetes

Tragen Sie sich jetzt unter www.low-carb-fans.de für unseren Newsletter ein und erhalten Sie zu neuen Veröffentlichungen Leseproben und kostenlose Rezepte!

systemed

Inhalt

Vorwort

Sie wollen abnehmen?
Sie wollen Ihren Lebensstil ändern?
Sie wollen gut und gesund mit Ihrem Diabetes leben?
Dann sind Sie bei LOGI genau richtig!

Die Ernährung hatte schon immer eine besondere Bedeutung in der Behandlung des Diabetes mellitus. Heutzutage spricht man von den drei Therapiesäulen: Ernährung, Bewegung und Medikamente. Seit ich vor sieben Jahren anfing, LOGI in meinen Diabetesschulungen zu empfehlen, hat sich viel für Low-Carb-Ernährungsformen verändert. Immer mehr Ärzte raten ihren Patienten, die Kohlenhydrate zu reduzieren anstatt Fettaugen zu zählen. Ich freue mich sehr über diese Entwicklung. Ich hatte mir damals gewünscht, dass LOGI sich durchsetzt und viele Diabetiker die Chance bekommen, mit dieser genussvollen Ernährung gut und gesund mit ihrem Diabetes zu leben. Immer mehr Diabetiker wollen ihre Ernährung auf LOGI umstellen. Sie möchten ihren Lebensstil ändern, wissen aber nicht, wie sie anfangen sollen. Viel zu viele Fragen stellen sich: Eignet sich LOGI für jede Therapieform? Was muss ich beachten? Muss ich meine Tabletten oder das Insulin absetzen? Ich spritze Insulin, darf ich überhaupt nach der LOGI-Methode essen? Können auch Typ-1-Diabetiker nach LOGI essen? Was muss ich beachten? Was darf ich essen? Wie fange ich an?

Dieses Buch ist für alle Diabetiker und Prädiabetiker der ideale Begleiter für den Einstieg in die LOGI-Methode: alles, was Sie für eine erfolgreiche Umstellung des Lebensstils brauchen. Ich habe bewusst nicht auf Theorie und Hintergründe verzichtet. Meine Erfahrungen als Diabetesberaterin und noch viel mehr meine eigene »Diabeteslaufbahn« haben mir gezeigt, dass es für die Motivation, dauerhaft eine gute Beziehung mit seinem Diabetes zu führen, wichtig ist, zu verstehen. Eine nachvollziehbare Empfehlung lässt sich viel leichter im Leben umsetzen.

Nach »Stopp Diabetes! Raus aus der Insulinfalle mit der LOGI-Methode« habe ich zahlreiche Rückmeldungen bekommen. Viele trauen sich aus Unsicherheit nicht, mit LOGI zu beginnen, denn die LOGI-Pyramide scheint die bekannten Ernährungsempfehlungen auf den Kopf zu stellen. Es klingt unvorstellbar, Gewicht zu verlieren, ohne am Fett zu sparen. Zu tief sitzt das Dogma der zahlreichen Ernährungsberatungen: Fett macht fett! Vielfach wurde der Wunsch nach einem Plan für den Anfang geäußert. Diesem Wunsch möchte ich mit dem Praxisbuch zu »Stopp Diabetes!« nachkommen. Der Wochenplan soll Ihnen Sicherheit geben und ein Gefühl für LOGI vermitteln. Nach einer Woche werden auch Sie sagen, was bereits viele Diabetiker vor Ihnen gesagt haben: Das funktioniert ja wirklich! Sie werden sich über Ihre Blutzuckerwerte freuen, hautnah erleben, wie einfach es sein kann, trotz genussvollen Essens den Diabetes gut im Griff zu haben und ohne Hunger oder Verzicht Gewicht zu verlieren.

Essen allein ist nicht alles. Essen und Bewegung waren Millionen Jahre eng miteinander verknüpft. Einerseits ist es angenehm, dass wir unser Essen nicht mehr selber jagen müssen, andererseits wäre genau das für uns gesünder. Zum Essen muss ich selten motivieren, bei der Bewegung sieht das anders aus. LOGI und Bewegung sind ein unschlagbares Team für Ihren Diabetes. Daher möchte ich Ihnen auch die zweite Säule der Therapie, die Bewegung, ans Herz legen. Vielleicht schaffen Sie es, mit LOGI und Bewegung auf die dritte Säule – die Medikamente – zu verzichten. Falls nicht, finden Sie in diesem Buch praktische Anleitungen und Tipps, was Sie bei der Umstellung auf LOGI beachten müssen.

Fangen Sie an und erleben Sie, dass eine Lebensstiländerung nicht mit Genussfreiheit, Disziplin und Verzicht gepaart sein muss. Sie kann eine Freude für Gaumen, Seele und Blutzucker sein.

Ich wünsche Ihnen viel Spaß und Erfolg mit LOGI!

Katja Richert, Diabetesberaterin DDG

Auf den Spuren des Diabetes

Den Einfluss der Ernährung auf das Wohlbefinden ihrer Patienten entdeckten die Mediziner schon sehr früh. Von den verschiedenen Therapiemöglichkeiten, zwischen denen wir heute auswählen können, konnten sie damals nur träumen. Die Behandlung beruhte allein auf Beobachtungen der Ärzte, wie die Leiden ihrer Patienten verringert werden konnten, und so verordneten sie teils abenteuerliche Diäten zur Steuerung des Blutzuckers.

Die Ernährungstherapie im Wandel der Zeit

Die ersten ernährungstherapeutischen Maßnahmen gegen die Polyurie (vermehrte Harnausscheidung) fanden sich im 1550 vor Christus niedergeschriebenen Papyrus Ebers. Die Betroffenen erhielten Diäten aus Weizen oder Haferkorn, vermischt mit Honig, Ocker, Pflanzenextrakten und Wasser.

Der griechische Arzt Aretaios aus Kappadokien (80–130 n. Chr.) hinterließ die erste präzise Beschreibung des Typ-1-Diabetes: »Diabetes ist eine schwer zu behandelnde Erkrankung, die das Fleisch und andere feste Teile des Körpers in Harn auflöst. Die Kranken hören niemals auf, Flüssigkeit abzugeben. Die Flut ist nicht zu stoppen, als ob eine Wasserleitung geöffnet worden wäre. Das Leben ist kurz, elend und schmerzvoll, der Durst unstillbar. Man kann sie weder davon abhalten zu trinken noch Wasser zu lassen. Wenn sie wirklich eine Zeitlang aufhören zu trinken, wird ihr Mund ausgedörrt und ihre Körper trocken. Ihre Eingeweide erscheinen wie vertrocknet. Die Kranken werden von Erbrechen, Unruhe und brennendem Durst gepeinigt, und nach kurzer

Zeit sterben sie.« Als Ursache dieses Leidens vermutete Aretaios eine Erkrankung des Magens. Er konzentrierte seine Therapien auf eine Reinigung des Magens und empfahl seinen Patienten Milchkuren, Backobst, Wein und Abführmittel.

Auch in Indien und China war die Erkenntnis, dass die Symptome des Diabetes durch die Auswahl der Nahrungsmittel beeinflusst werden können, bekannt. Der chinesischen Arzt Sun Si Miao (600 n. Chr.) schrieb in einem seiner medizinischen Werke: »Zunächst müssen diejenigen, die Medizin praktizieren, die Ursache der Krankheit erkennen. Wenn sie diese gefunden haben, sollen sie versuchen, das Leiden mit den Mitteln der Ernährung zu heilen. Nur, wenn die Ernährung fehlschlägt, dann verschreiben sie Medizin.«

Etwa zur gleichen Zeit wurde in Indien Diabetes als »madhumea« bezeichnet, was übersetzt »Honigharn« bedeutet. Man unterschied bereits zwei Formen des Krankheitsbildes. Jene, die bei der wohlhabenden, gut genährten Schicht auftrat und jene, die meist junge und magere Menschen betraf und schnell zum Tode führte. Bei der Form des Diabetes, die nur in der wohlgenährten Bevölkerungsschicht auftrat, vermutete man als Ursache ein Überessen mit Reis, Mehl und Zucker. Als therapeutische Maßnahme setzten die Mediziner eine Einschränkung der genannten Kohlenhydrate ein und erzielten damit die gewünschten Erfolge. Die Gruppe derer, die bis auf die Knochen abmagerten und immer schwächer wurden, empfahlen sie eine Reismast, damit sie Gewicht zunahmen und wieder zu Kräften kamen.

Im Mittelalter wurde der Diabetes bereits genauer beschrieben. Im Qanun al-tibb (Kanon der Medizin), dem wohl berühmtesten Werk des persischen Arztes Avicenna (980–1037 n. Chr.) beschreibt er verschiedene Symptome des Diabetes: krankhaft gesteigerte Nahrungsaufnahme, Entzündungen der Haut, Wundbrand, Schwindsucht und Impotenz. Die Ursache der Erkrankung suchte er nicht, wie vor ihm Galen, in den Nieren, sondern er suchte sie in der Leber.

Bis in das 16. Jahrhundert bildeten die Lehren Galens und Avicennas die Basis der medizinischen Forschung.

Erst Paracelsus (1493–1541) stellte neue Theorien über die Ursache des Diabetes auf. Er widmete seine Aufmerksamkeit wieder dem Urin der Betroffenen. Nach dem Verdampfen des Urins erhielt er einen salzähnlichen Rückstand. Er nahm an, dass die Zusammensetzung des Blutes bei Diabetikern eine andere sei und vermutete, dass diese salzähnlichen Substanzen, die er »Tartarus« (Weinstein) nannte, die Nieren schädigen. Er glaubte, dass der Tartarus sich in den Nieren festsetzt und sie versalze. Hier vermutete er die Ursache für den großen Durst und Harndrang der Betroffenen. Paracelsus lehrte, dass die Kranken ihrem Körper umso mehr Tartarus zuführten, je mehr Nahrung sie aufnähmen und verordnete jedem Betroffenen Hungerkuren. Die Einführung der Hungerkur gilt als die erste erfolgreiche Diabetestherapie.

Erst ein Jahrhundert nach dem Tod von Paracelsus wurde der süß schmeckende Diabetikerharn von dem englischen Arzt Thomas Willis (1621–1675) wiederentdeckt. Willis war überzeugt, dass das gute Leben der Gesellschaft, die gerne und viel unverdünnten Wein trank, Diabetes fördere. Auf die nahe liegende Annahme, dass der süße Geschmack des Urins vom Zucker herrühre, kam er nicht. Er vermutete, dass sich im Blut Salze mit Schwefel vermischten und übermäßig über die Nieren ausgeschieden wurden, woraufhin das Gewebe austrockne und Durst und Gewichtsverlust die Folge seien. Er empfahl den Leidenden eine Diät aus Zitronenwasser, Reis und Gerste mit Milch vermischt.

Matthew Dobson (1745–1784), vom Königlichen Krankenhaus Liverpool, experimentierte mit dem Urin von Diabetikern und erkannte, dass sowohl deren Urin als auch das Blut Zucker enthält. Durch Verdampfen des Urins trennte er die festen von den flüssigen Bestandteilen und erhielt eine weiße Masse, die wie brauner Zucker schmeckte. Er war der Meinung, dass beim Diabetes eine zuckerähnliche Masse im süßlich schmeckenden Blutserum vorlag, die über den Urin ausgeschieden wurde. Matthew Dobson war der erste Arzt, der von einem Zusammenhang zwischen dem Zuckergehalt im Blut und im Urin berichtete. Weiterhin beobachtete auch er, dass es den Patienten besser ging und ihr Urin weniger süß schmeckte, wenn sie sich an ihre Diät hielten.

John Rollo (1749–1809), ein schottischer Militärarzt, dokumentierte im Jahre 1797 die erste kontrollierte Studie zur Diabetestherapie. Er ließ die Erkenntnisse von Matthew Dobson, dass sich sowohl im Blut als auch im Urin von Diabetikern zu viel Zucker befindet, in seine Diätempfehlungen einfließen.

John Rollo war der erste Arzt, der seinen Patienten eine Low-Carb-Diät verordnete. Er beschränkte die Kohlenhydrate auf ein Minimum und empfahl eine Kost reich an Eiweiß und tierischen Fetten. In seinem Buch »An Account of Two Cases of the Diabetes Mellitus« beschreibt er detailliert den Verlauf seiner Patienten. Der Zustand der Patienten verbesserte sich und die Glukosurie (Zuckerausscheidung über den Urin) verschwand. Einer seiner Patienten war ein Captain der British Royal Artillery. Er wog zu Beginn der Behandlung 105 Kilogramm, litt unter ständigem Harndrang und war stark dehydriert. John Rollo bewies, dass durch seine Diät, die aus Wasser, Milch, Pudding aus Schweineblut, Fleisch, Zwiebeln, Kohl und Salaten bestand, die Symptome, das hohe Gewicht und der Zucker aus dem Urin verschwanden. Er beobachtete auch das Wiederauftreten der Glukosurie, wenn der Patient Bier oder Kuchen konsumierte. Aus seinen Beobachtungen zog er den Schluss, dass Diabetes eine Erkrankung des Magen-Darm-Trakts sein muss, bei der im Darm zu viel Zucker aus der kohlenhydrathaltigen Nahrung produziert wird.

In Frankreich verfolgte man Rollos Theorie, dass Diabetes mellitus eine Erkrankung des Verdauungstrakts ist. Apollinaire Bouchardat (1809–1886) sah die Ursache des Diabetes in einer zu frühen Umwandlung von Stärke zu Glukose (Traubenzucker) im Magen, wodurch der Zucker zu schnell ins Blut gelangt. Ebenso wie Rollo versuchte er, die Kohlenhydrate in der Nahrung weitestgehend zu ersetzen. Er setzte auf eine vielseitigere Auswahl an Gemüse und einen höheren Fettanteil. Auch sollten seine Patienten alkoholische Getränke als Energielieferant nutzen. Er empfahl eine tägliche Menge Wein von ein bis zwei Litern. Bouchardat hatte während der Entbehrungen im deutsch-französischen Krieg die Beobachtung gemacht, dass viele Diabetiker infolge der Unterernährung harnzuckerfrei wurden. Daraufhin empfahl er ihnen eine überwiegend knappe Kost, führte Fastentage ein und motivierte sie zu körperlicher Bewegung.

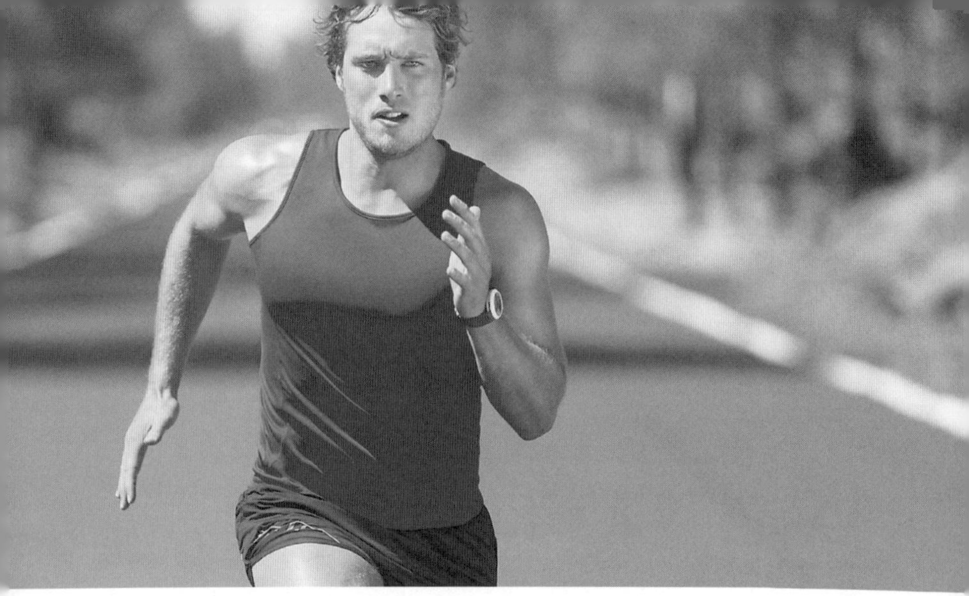

Etwa zeitgleich untermauerte der französische Physiologe Claude Bernard (1813–1878) den Vorteil kohlenhydratarmer Ernährungsformen bei Diabetes. In Tierversuchen zeigte er, wie die Kohlenhydrate aus der Nahrung im Darm gespalten und als Glykogen (Speicherform der Glukose) in der Leber gespeichert werden.

Den Vertretern der kohlenhydratarmen Ernährungsformen standen Forscher, die auf kohlenhydratreiche Kostformen schworen, entgegen.

Die einen hielten Reis für den wichtigsten Kohlenhydratträger, andere die Kartoffel und wieder andere schworen auf Hafer. Erst die von Carl von Noorden (1858–1944) eingeführten Hafertage stießen auf größere Resonanz. Von Noorden sah die vermehrte Zuckerbildung der Leber als Ursache des Diabetes. Seine Diätform beinhaltete zwei kohlenhydratfreie Tage pro Woche, an denen er seinen Patienten zusätzlich 120 Gramm Cognac verordnete.

Der Amerikaner Frederick M. Allen (1879–1964) begann seine Forschung mit diabetischen Hunden. Seine sorgsam geführten Studien zeigten, dass eine Reduktion der gesamten Nahrungszufuhr eine deutliche Verbesserung des Diabetes bewirkt. Er untersuchte, wie sich verschiedene Kostzusammensetzungen auf die Glukosurie auswirkten.

Er beobachtete, dass die Hunde Zucker über den Urin ausschieden, wenn sie kohlenhydratreich gefüttert wurden. Bekamen sie ein Futter, das einen hohen Fettanteil und niedrigen Kohlenhydratanteil besaß, blieben sie harnzuckerfrei. Bei seinen Auswertungen nahm er die Ergebnisse und Erkenntnisse seines ärztlichen Kollegen Elliot P. Joslin (1869–1962) zu Hilfe. Joslin hatte zuvor intensive Studien an Patienten durchgeführt und aufgezeichnet. In seinem 1916 erschienenen Werk »The Treatment of Diabetes Mellitus« dokumentierte er seine Ergebnisse von über 1.000 Diabetikern und zeigte, dass sich durch eine kohlenhydratarme Diät und ein strenges Sportprogramm die Sterblichkeit um 20 Prozent verringern ließ.

Nach den Hunden untersuchte Allen dieses Prinzip der starken Kalorienrestriktion auch an diabetischen Patienten. Er ließ sie einige Tage fasten, bis der Blutzuckerspiegel in den Normalbereich gefallen war. Dann erst bekamen die Diabetiker etwas zu essen. Seine Diätempfehlungen waren äußerst kohlenhydratarm und immer auf eine Unterernährung ausgerichtet. Bei den älteren, übergewichtigen Diabetikern konnte er mit dieser Therapie ausgesprochen gute Erfolge verzeichnen. Mit dieser Radikalkur konnten viele Diabetiker vor dem Koma bewahrt werden, aber leider sind viele von denen, die er vor dem Koma bewahrt hatte, an Unterernährung gestorben.

Bis zur Einführung des Insulins blieb die kalorienbegrenzte, kohlenhydratarme Ernährung die Standardtherapie bei Diabetes mellitus.

Die Zeit hat sich geändert, der Diabetes nicht

Gut, dass die Möglichkeiten, den Diabetes zu behandeln, heute so vielfältig sind und Essen auch mit Diabetes äußerst genussvoll sein kann. Vorbei sind die Zeiten der Fastentage zur Senkung des Blutzuckers. Dennoch sollten wir die Erkenntnisse der frühen Forscher nicht vergessen. Auch heute profitieren Diabetiker von einer Ernährung, die positiv auf den Blutzucker wirkt. In den letzten Jahren wurden vermehrt Empfehlungen laut, bevorzugt eine Reduktion der Kohlenhydrate in der diätetischen Therapie des Diabetes einzusetzen. Mittlerweile gibt es viele Studien mit höchster Evidenz, die zeigen, dass eine kohlenhydratreduzierte Ernährung nach den Empfehlungen der LOGI-Methode für Typ-2-Diabetiker und Menschen, die ein hohes Risiko haben, Typ-2-Diabetes zu entwickeln (metabolisches Syndrom), besonders geeignet sind. Die positiven Veränderungen bei den Fettstoffwechselwerten, die wir heute nutzen, um das Risiko für Herz-Kreislauf-Erkrankungen einzuschätzen, weisen eindeutig darauf hin, dass Low-Carb Vorteile gegenüber den traditionellen kohlenhydratreichen, fettarmen Ernährungsempfehlungen hat.

Spüren Sie eine nagende Skepsis? Fragen Sie sich, wie es möglich ist, dass die LOGI-Ernährungspyramide sinnvolle Empfehlungen für Ihren Diabetes geben kann, wo sie die Ernährungsempfehlungen der Deutschen Gesellschaft für Ernährung (DGE) quasi auf den Kopf zu stellen scheint? Ihre Skepsis kann ich nachvollziehen. Hören wir Diabetiker doch seit Jahrzehnten, dass nicht das Brot dick macht, sondern der Aufschnitt und, dass für Diabetiker die gleichen Empfehlungen gelten wie für gesunde Menschen. Viele Diabetes- und Ernährungsberaterinnen lehnen alternative ernährungstherapeutische Ansätze noch immer ab. Sie orientieren sich weiterhin an den Empfehlungen der Deutschen Gesellschaft für Ernährung (DGE). Sie vergessen, dass die Ernährungsempfehlungen der DGE sich an gesunde Menschen wenden. Alle Diabetiker haben aber eines gemeinsam: eine Kohlenhydratverwertungsstörung. Bei einem gesunden Menschen steigt der Blutzucker nach dem Verzehr von Kohlenhydraten nicht über 140 mg/dl. Mit Diabetes kann der Blutzucker, abhängig von der Menge der aufgenommenen Kohlenhydrate, sehr hoch ansteigen. Hohe Blutzuckerwerte tun nicht weh. Sie führen nicht dazu, dass man sich krank fühlt. Darin liegt ein großes Risiko für Menschen mit Diabetes, denn Diabetes ist eine chronische Erkrankung. Einige Wochen hoher Blutzucker schadet der Gesundheit nicht. Hohe Blutzuckerwerte über Jahre hinweg schädigen die Nerven sowie die Gefäße und führen zu Folgeerkrankungen an Augen, Nieren und Füßen.

Die Standard-Diabetesberatung für übergewichtige Typ-2-Diabetiker ist auf die Gewichtsabnahme ausgerichtet. Kohlenhydratreiche, fettarme Mahlzeiten sollen das Körpergewicht reduzieren, um den Zucker- und Fettstoffwechsel positiv zu beeinflussen. Durch die Gewichtsreduktion wird die Insulinresistenz gemindert. Neben der Vererbung zählt sie nach heutigen Kenntnissen zu den Hauptursachen für die Entstehung des Typ-2-Diabetes. Insulinresistenz bezeichnet eine verminderte Empfindlichkeit der Körperzellen gegenüber dem Hormon Insulin, wodurch es in seiner Wirkung, den Blutzucker zu senken, erheblich beeinträchtigt wird.

LOGI rollt das Feld sozusagen von hinten auf. Weniger Kohlenhydrate in den Mahlzeiten bedeutet weniger Glukose im Blut, die mithilfe des Insulins in die Zellen transportiert werden muss. LOGI entzieht der Insulinresistenz die Gefahr für die Gesundheit. Je flacher der Blutzuckeranstieg nach einer Mahlzeit (postprandialer Blutzucker) ist, desto weniger fällt die verminderte Insulinempfindlichkeit ins Gewicht.

Im Gegensatz zu den Empfehlungen der DGE müssen bei LOGI zur Verbesserung des Blutzuckerverlaufs nicht erst Pfunde verloren werden. LOGI wirkt sofort. Bereits bei der ersten Mahlzeit werden Sie sehen, wie wenig Ihr Blutzucker ansteigt. Ohne auch nur ein Gramm abgenommen zu haben. Die Gewichtsabnahme folgt den besseren Blutzuckerwerten.

Es ist Zeit, dass die Fachgesellschaften von der ausschließlichen Präferenz einer fettreduzierten, kohlenhydratreichen Ernährung Abstand nehmen und LOGI als eine Alternative in der ernährungstherapeutischen Behandlung des Diabetes mellitus akzeptieren. Die LOGI-Methode bietet ein therapeutisches Konzept, den Blutzucker- und Insulinspiegel diätetisch niedrig zu halten, um Folgeerkrankungen des Diabetes zu verhindern. LOGI entspricht einer moderaten, gesundheitsfördernden Ernährungsform, die auch ohne Gewichtsreduzierung die Gesundheit verbessert und Krankheitsrisiken deutlich reduziert.

Jo-Jo-Effekt

Kennen Sie den? Den meisten Menschen, die schon einmal Gewicht abgenommen haben, ist der Jo-Jo-Effekt gut bekannt. Typ-2-Diabetikern ist er häufig über viele Jahre ihrer Diabeteslaufbahn ein treuer Begleiter. Als käme man einfach nicht an ihm vorbei. Er scheint beinahe auf jeden Versuch, schlanker zu werden, zu warten. Nur, um dann wieder zuzuschlagen. Wer soll da noch motiviert sein? Immer wieder die wohlgemeinten Ratschläge des Diabetesteams, dass die Stoffwechseleinstellung besser wird, wenn das Gewicht reduziert ist. Schlimmer noch die Drohungen des Arztes, dass die Tabletten nicht mehr ausreichen, um den HbA_{1c}-Wert zu senken, und die Wahl nun zwischen Gewichtsabnahme oder Spritze liegt. Immer wieder motiviert man sich und hält eisern die Diät durch. Reduziert sein Gewicht und bekommt in der Tat bei der nächsten Blutentnahme eine Belohnung für seine Mühen. Nur um ein Jahr später, wenn der Jo-Jo-Effekt zugeschlagen hat, wieder die gleichen Worte beim Arzt zu hören. Ich kann verstehen, dass man irgendwann keine Lust mehr hat und frustriert lieber die Insulinspritze in Kauf nimmt, als sich diese Abnehmtortur nochmals anzutun.

Sie fragen sich, warum das bei LOGI anders sein sollte? Ob denn die LOGI-Methode die Wunderwaffe zum Traumgewicht ist, die wir alle suchen? Tut mir leid, da muss ich Sie enttäuschen. Auch bei LOGI kommen wir, wenn es um das Körpergewicht geht, nicht an den Kalorien vorbei. Der Körper greift seine Fettreserven an, wenn wir weniger Kalorien aufnehmen als wir verbrauchen und er baut seine Reserven wieder auf, wenn wir mehr Kalorien aufnehmen als wir verbrauchen!

Nur eine ausgeglichene Energiebilanz (so viele Kalorien aufnehmen, wie verbraucht werden) lässt uns unser Körpergewicht halten.

Beinahe eine Wunderwaffe

Eine Wunderwaffe für das Gewicht ist LOGI nicht, aber es fällt vielen Menschen sehr viel leichter, sich nach LOGI zu ernähren, damit Gewicht zu verlieren und dieses später auch zu halten. Das Gefühl, etwas durchzuhalten, was bei vielen anderen Diäten zuvor den Tag bestimmt hat, fehlt. Die Ernährungsumstellung wird zu einer Lebenseinstellung. Das minimiert das Risiko abermals, dem Jo-Jo-Effekt in die Arme zu fallen. Leben Sie nach erfolgreicher Gewichtsabnahme weiter nach den Empfehlungen der LOGI-Methode, haben Sie die besten Chancen, Ihr neues Gewicht dauerhaft zu halten. Das Wunderbare an LOGI sehe ich nicht allein in der Gewichtsabnahme, sondern in der Leichtigkeit, mit der sich die Blutzucker- und Fettstoffwechselwerte mit weniger Medikamenten verbessern.

Was wollen wir eigentlich mehr? Der Blutzucker- und Insulinspiegel sinkt, die Fettstoffwechselwerte verbessern sich, die Harnsäure sinkt, der Blutdruck sinkt, die Medikamente sowie die Insulineinheiten werden weniger und den Gürtel können wir auch immer enger schnallen! Damit tun wir genau das, was die Deutsche Diabetes Gesellschaft (DDG) als oberstes Therapieziel bei Diabetes mellitus nennt: Folgeerkrankungen des Diabetes verhindern und die Lebensqualität beibehalten. Nie war es so einfach wie mit LOGI!

Die LOGI-Methode – maßgeschneidert für Typ-2-Diabetes

LOGI steht für Low Glycemic and Insulinemic Diet, was so viel bedeutet wie: Ernährung, die den Blutzucker und den Insulinspiegel niedrig hält. Der Blutzuckerverlauf nach einer Mahlzeit (postprandialer Blutzucker) hängt im Wesentlichen von der individuellen Insulinempfindlichkeit, der Produktionskapazität der insulinproduzierenden Betazellen der Bauchspeicheldrüse und der Art und Menge der aufgenommenen Kohlenhydrate ab.

Charakteristisch für die LOGI-Methode ist eine Zusammensetzung der Mahlzeiten unter Berücksichtigung einer niedrigen glykämischen Last (GL). Die glykämische Last bezieht neben dem glykämischen Index (Glyx oder GI) auch die Menge der verzehrten Kohlenhydrate mit ein.

Glykämischer Index (GI)

Der GI gibt an, wie schnell oder wie langsam der Blutzucker nach dem Verzehr eines bestimmten Lebensmittels ansteigt. Als Vergleich dient Traubenzucker (Glukose) mit einem GI von 100. Lebensmittel mit einem niedrigen GI erhöhen den Blutzucker langsamer.

Glykämische Last (GL)

Die Wirkung auf den Blutzucker unter Berücksichtigung der tatsächlich verzehrten Portion.

Die GL entspricht dem relativen Bedarf an Insulin pro Portion. Je höher die glykämische Last, umso mehr Insulin wird benötigt, um die Glukose in die Zellen zu transportieren.

Berechnung der GL

GI ÷ 100 × Gramm Kohlenhydrate

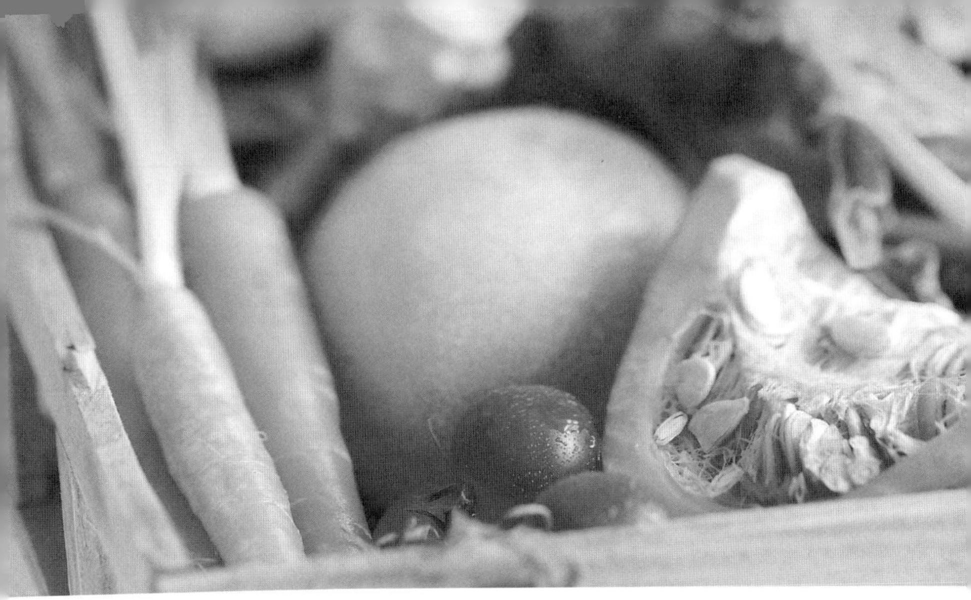

Bei LOGI werden die Kohlenhydrate reduziert und auch deren Qualität optimiert. Das bedeutet nicht, dass die Kohlenhydrate komplett vom Tisch verbannt werden! In kleinen Mengen dürfen sie Bestandteil jeder Hauptmahlzeit sein.

LOGI funktioniert ohne akribisches Kalorien- oder Fettaugenzählen. Es ist auch nicht notwendig, mit dem Taschenrechner zur Berechnung der glykämischen Last zu kochen. Es genügt, anhand der LOGI-Pyramide die Mahlzeiten zusammenzustellen. Die Pyramide ist die bildliche Umsetzung der LOGI-Empfehlungen. Werden die Mahlzeiten nach der Pyramide zusammengestellt, bleibt der Blutzuckerspiegel relativ stabil, und größere Blutzuckerspitzen nach den Mahlzeiten werden vermieden.

Warum das so wirksam bei Diabetes ist, will ich Ihnen im Folgenden verdeutlichen.

Was geschieht im Körper, wenn man zuckerkrank ist?

Der in unserem Blut gelöste Traubenzucker (Glukose) dient den Körperzellen als Brennstoff. Alle Organe benötigen eine Energiequelle. Diese Energie gewinnen wir aus unserer Nahrung und aus der Glukosebildung in Leber und Nieren. Glukose gelangt nur mithilfe von Insulin in die Zellen. Insulin funktioniert als »Türöffner«. Es macht die Zellen für Glukose durchlässig, damit sie zur Energiegewinnung in die Zelle einströmen kann. Durch das Einströmen der Glukose in die Zelle verringert sich der Glukosegehalt des Blutes und der Blutzuckerspiegel sinkt. Bei einem gesunden Menschen passt die Bauchspeicheldrüse die Insulinausschüttung automatisch so an, dass der Blutzucker nach einer Mahlzeit nicht über 140 mg/dl steigt und im Nüchternzustand nicht unter 60 mg/dl fällt. Bei Diabetes funktioniert diese feine Regulierung nicht mehr. Entweder fehlt das Insulin komplett (Typ-1-Diabetes) oder der Körper spricht nicht ausreichend auf das vorhandene Insulin an (Typ-2-Diabetes).

Die Bezeichnung Diabetes mellitus ist ein Sammelbegriff für verschiedene Störungen im Stoffwechsel, deren Hauptsymptom akute oder chronisch erhöhte Blutzuckerwerte (Hyperglykämie) sind. Je nach Ursache gibt es unterschiedliche Diabetestypen. Die häufigsten Diabetesformen sind der Typ-1-Diabetes und der Typ-2-Diabetes.

Typ-1-Diabetes

Im Zentrum des Geschehens steht der absolute Insulinmangel. Das Abwehrsystem des Körpers hat die Aufgabe, in den Körper eingedrungene Krankheitserreger unter anderem durch die Bildung von Antikörpern unschädlich zu machen. In der Entstehung des Typ-1-Diabetes richten sich Antikörper fälschlicherweise auch gegen die Betazellen der Bauchspeicheldrüse oder auch direkt gegen das Insulin selber. Das Immunsystem, das uns eigentlich vor Krankheiten schützen soll, unterliegt hier einem Irrtum: Es richtet sich sozusagen gegen »falsche Feinde«. Eben gegen die insulinproduzierenden Betazellen. Dieser Autoimmunprozess kann sich über Monate zum Teil auch über Jahre hinziehen. Erst wenn 80 bis 90 Prozent der Betazellen zerstört sind, kommt es zur Diabetesmanifestation. Häufig beginnt der Typ-1-Diabetes bereits im Kindes- oder Jugendalter, weshalb er früher oft als juveniler (jugendlicher) Diabetes bezeichnet wurde. Heute wissen wir, dass er in jedem Lebensalter auftreten kann und die Bezeichnung juveniler Diabetes unzutreffend ist. Bei erwachsenen Menschen ist die Dynamik der Krankheitsentwicklung meist milder, und die Remission hält deutlich länger an.

Remissionsphase – Honeymoon-Phase

Eine vorübergehende Erholung der Betazellen nach Krankheitsbeginn. Diese Erholungsphase dauert nur einige Wochen oder Monate. In seltenen Fällen auch ein bis zwei Jahre. Der Bedarf an Insulin nimmt zunächst ab, weil der Körper wieder anfängt, eigenes Insulin zu produzieren. Gegen Ende dieser Erholungsphase steigt der Insulinbedarf wieder an, bis der gesamte Insulinbedarf von außen zugeführt werden muss. Die Betazellen sind nun endgültig erschöpft, und das Stadium des absoluten Insulinmangels ist erreicht.

In jungen Jahren verläuft die Manifestation (Sichtbarwerden einer Erkrankung) oft plötzlich mit ausgeprägten Symptomen, die eine sofortige Insulintherapie benötigt. Bei einer milderen Manifestation in späteren Lebensjahren (LADA-Diabetes) scheint eine sofortige Insulintherapie nicht notwendig zu sein. Die Zerstörung der Betazellen verläuft so langsam, dass es auch ohne Insulinsubstitution nicht zu Hyperglykämien (überhöhter Blutzucker) kommt. Dennoch ist es auch bei LADA-Diabetes sinnvoll, sofort mit einer Insulintherapie zu beginnen. Je länger die Eigenproduktion der Bauchspeicheldrüse aufrechterhalten wird, umso größer ist der Schutz vor den Folgeerkrankungen. Mit nur geringen Dosen Insulin werden die Betazellen unterstützt und geschont.

LADA-Diabetes wird aufgrund seiner Manifestation in späteren Lebensjahren und der milderen Verlaufsform oftmals fälschlicherweise als Typ-2-Diabetes diagnostiziert. Durch eine Antikörperbestimmung (IAA, GADA, IA-2A, ZnT8) lässt sich differenzieren, ob ein Typ-1- oder ein Typ-2-Diabetes vorliegt.

Ist ein Antikörper positiv, liegt zu 95 Prozent Typ-1-Diabetes vor.

Bei zwei positiven Antikörpern sogar zu 99 Prozent.

Bei Erwachsenen ohne Antikörpernachweis kann Typ-1-Diabetes zu 90 bis 95 Prozent ausgeschlossen werden.

In der Praxis werden primär die GADA-Antikörper bestimmt.

Typ-1-Diabetes und LOGI

Typ-1-Diabetiker gewinnen mit LOGI in erster Linie eine stabilere Stoffwechsellage. Die postprandialen (nach den Mahlzeiten) Blutzuckerspitzen werden flacher, was im Tagesverlauf zu einem stabileren Blutzuckerverlauf führt. Viele Typ-1-Diabetiker steigen selbst mit einem schnell wirkenden Analoginsulin ein bis zwei Stunden nach dem Essen sehr hoch mit dem Blutzucker. Um das zu vermeiden, arbeiten sie entweder mit einem Spritz-Ess-Abstand (zeitlicher Abstand zwischen

Injektion und Mahlzeit) oder erhöhen die Menge Insulin zur Mahlzeit. Das verhindert starke Blutzuckerspitzen, führt aber ein paar Stunden nach dem Essen oft zu Hypoglykämien (Unterzuckerungen).

Auf die Behandlung der Hypoglykämie mit schnellen Kohlenhydraten (am besten Traubenzucker) folgt die körpereigene Gegenregulation. Bei der Gegenregulation werden die Zuckerreserven der Leber freigesetzt. Kombiniert mit der Einnahme des Traubenzuckers lässt das den Blutzucker stark ansteigen. Hoher Blutzucker ist ungesund – das hört jeder Typ-1-Diabetiker immer und immer wieder – demnach folgt umgehend eine Insulingabe zur Korrektur. Vergessen wird dabei, dass die Leber ihre freigesetzten Kohlenhydrate wieder einfordert. Sie gibt sie quasi nur als Kredit und fordert sie mit Zinsen wieder zurück. Dieses Wiederauffüllen der Leber trägt dazu bei, eine weitere Unterzuckerung zu provozieren. Typ-1-Diabetiker vergessen häufig, dass die Leber ihren Kredit zurückverlangt, indem sie bei einer Mahlzeit zugreift, um ihre Speicher wieder aufzufüllen. Wann sie ihre Kohlenhydrate wieder einholt, kann nicht präzise vorausgesagt werden. Werden die Broteinheiten (BE) bei dieser Mahlzeit korrekt geschätzt und der Bolus (Insulingabe zum Essen) richtig berechnet, fehlen in der Berechnung die Kohlenhydrate, die die Leber für sich in Anspruch nimmt. Dadurch wird die Insulinmenge zu hoch berechnet, und so steuert man leicht von einer Unterzuckerung über einen hohen Wert direkt in die nächste Unterzuckerung. Jede Unterzuckerung verstärkt die Instabilität des Blutzuckers. Diese Blutzuckerschaukel lässt sich mit LOGI vermeiden. Weniger Spitzen ergeben weniger Unterzuckerungen.

Normalgewichtige Typ-1-Diabetiker können keine nennenswerte Reduktion der Medikamente erwarten. Die Insulinmengen werden geringer, aber Typ-1-Diabetiker können niemals auf Insulin verzichten. Allerdings können auch Typ-1-Diabetiker eine Insulinresistenz entwickeln. Zu viele Reserven auf den Hüften und mangelnde Bewegung lässt auch Typ-1-Diabetiker insulinunempfindlich werden. In diesem Fall greift LOGI ähnlich spektakulär wie bei Typ-2-Diabetes. Auch ein insulinresistenter Typ-1-Diabetiker benötigt immer größere Insulinmengen und nimmt bei hohen Insulinspiegeln leicht Gewicht zu und schwieriger wieder ab.

Kinder und Jugendliche mit Typ-1-Diabetes und LOGI

LOGI ist eine gesunde Ernährungsform für die ganze Familie. Auch Kinder mit Typ-1-Diabetes können nach diesen Empfehlungen essen. Allerdings sollte die Entscheidung dazu den Kindern und Jugendlichen überlassen werden. Eltern wollen das Beste für ihre Kinder, und LOGI bietet sich als Weg, den Blutzucker zu steuern, an. Die Möglichkeiten, den Blutzucker niedrig zu halten, überzeugen, wichtiger aber ist es, den Kindern eine möglichst freie Ernährung trotz Diabetes zu ermöglichen. Die Zeiten, in denen Kinder mit Typ-1-Diabetes nach striktem Zeit- und Diätplan essen mussten, sind glücklicherweise vorbei. Kinder und Jugendliche mit Typ-1-Diabetes haben nie ein völlig freies Verhältnis zum Essen. Sie müssen dabei immer berechnen, schätzen, messen und spritzen. Besonders in der Schulzeit sind Kinder und Jugendliche doppelt belastet. Schule ist meistens Stress für Kinder, dazu noch Typ-1-Diabetes zu haben, erleichtert diese Jahre nicht. In den Ferien sind die Blutzuckerwerte vieler Kinder und Jugendlicher weitaus besser als während der Schulzeit. In der Schule lauern überall Verlockungen und Angebote. Da wird es gerne einmal vergessen, einen Bolus (zusätzliche Insulingabe zur Mahlzeit) abzurufen oder zu spritzen.

Kinder lieben Nudeln und Süßigkeiten. Das ist bei Typ-1-Diabetikern nicht anders. Heutzutage können wir jungen Typ-1-Diabetikern eine freie Ernährung gewährleisten. Analoginsuline und die Pumpentherapie ermöglichen den Kindern und Jugendlichen einen guten Blutzuckerverlauf bei freier Gestaltung ihrer Kohlenhydratportionen. Typ-1-Diabetiker nehmen zu, wie andere Kinder auch. Sind sie übergewichtig und bewegen sich nicht gerne, entwickeln auch Kinder mit Typ-1-Diabetes eine Insulinresistenz. Dann sind Sie als Eltern gefragt. Gestalten Sie alle Mahlzeiten, die gemeinsam eingenommen werden, nach den Empfehlungen der LOGI-Methode. Bieten Sie immer eine Auswahl an Salaten und Gemüse. In der Schule und in der Freizeit werden sie von ganz alleine das tun, was alle anderen Kinder auch tun, sie werden Fast Food und Süßkram lieben, aber nutzen Sie Ihren Einfluss auf ihre Ernährung, so gut es geht. Bringen Sie immer ein ausgewogenes Essen auf den Tisch. Für die Schule eine ordentliche Brotzeit zusammen mit Möhren, Paprika, Obst oder Ähnlichem. Bereiten Sie leckere, gesunde Mahlzeiten mit weniger Kalorien für die ganze Familie zu: Aufläufe, Salate, Suppen, Omeletts, Gemüse und Fleisch vom Grill, Raclette … – Kindern muss es nur schmecken.

Rüsten Sie Ihre Kinder für den Alltag. Sie müssen wissen, dass sie alles essen dürfen, aber dafür Insulin benötigen. Sind sie übergewichtig, versuchen Sie bei ihnen den Spaß an der Bewegung zu wecken und führen Sie sie an LOGI heran, aber zwingen Sie sie nicht dazu. Vermeiden Sie, dass sie ein getrübtes Verhältnis zu Kohlenhydraten bekommen. Sie als Eltern können Ihren Kindern sehr gut vorleben, wie gesunde Ernährung aussieht und sie für später prägen.

Typ-2-Diabetes

Typisch für diese Form des Diabetes sind eine verminderte Insulinwirkung (Insulinresistenz) und eine veränderte Insulinsekretion (Insulinausschüttung). Die Bauchspeicheldrüse produziert zwar Insulin, aber die Körperzellen sprechen nicht mehr ausreichend auf das an sich in ausreichender Menge vorhandene Insulin an.

Die entscheidenden Faktoren für die Entwicklung der Insulinresistenz sind ein zu hohes Körpergewicht und Bewegungsmangel. Je höher das Übergewicht, desto ausgeprägter ist die Verminderung der Insulinwirkung.

Der Blutzucker beginnt anzusteigen. Besonders nach einer Mahlzeit, wenn blutzuckererhöhende Kohlenhydrate aus der Nahrung über den Darm ins Blut gelangen. Durch die abgeschwächte Insulinwirkung wird weniger Glukose von den Zellen aufgenommen, der Blutzuckerspiegel bleibt länger relativ erhöht und verursacht dadurch eine erhöhte Insulinausschüttung. Manche insulinresistente Menschen haben die fünf-, acht- oder zehnfache Insulinmenge im Blut. Nur durch diese Mehrarbeit gelingt es der Bauchspeicheldrüse, den Blutzucker nach den Mahlzeiten wieder in den Normalbereich zu senken. Diese höheren Insulinspiegel fördern die Fettbildung und begünstigen eine Gewichtszunahme. An diesem Punkt sitzen Sie als Diabetiker in der Insulinfalle! Der erhöhte Insulinspiegel begünstigt die Gewichtszunahme. Die Gewichtszunahme wiederum vermindert weiter die Empfindlichkeit der Zellen auf Insulin, und somit wird ein Teufelskreis geschlossen.

Typ-2-Diabetes und LOGI

LOGI durchbricht diesen Teufelskreis. Mit LOGI steigt der Blutzucker nach den Mahlzeiten nur gering, worauf eine geringe Insulinausschüttung folgt. Der gesamte Stoffwechsel wird entlastet und die Bauchspeicheldrüse geschont. Je niedriger der Insulinspiegel ist, umso leichter gelingt die Gewichtsabnahme.

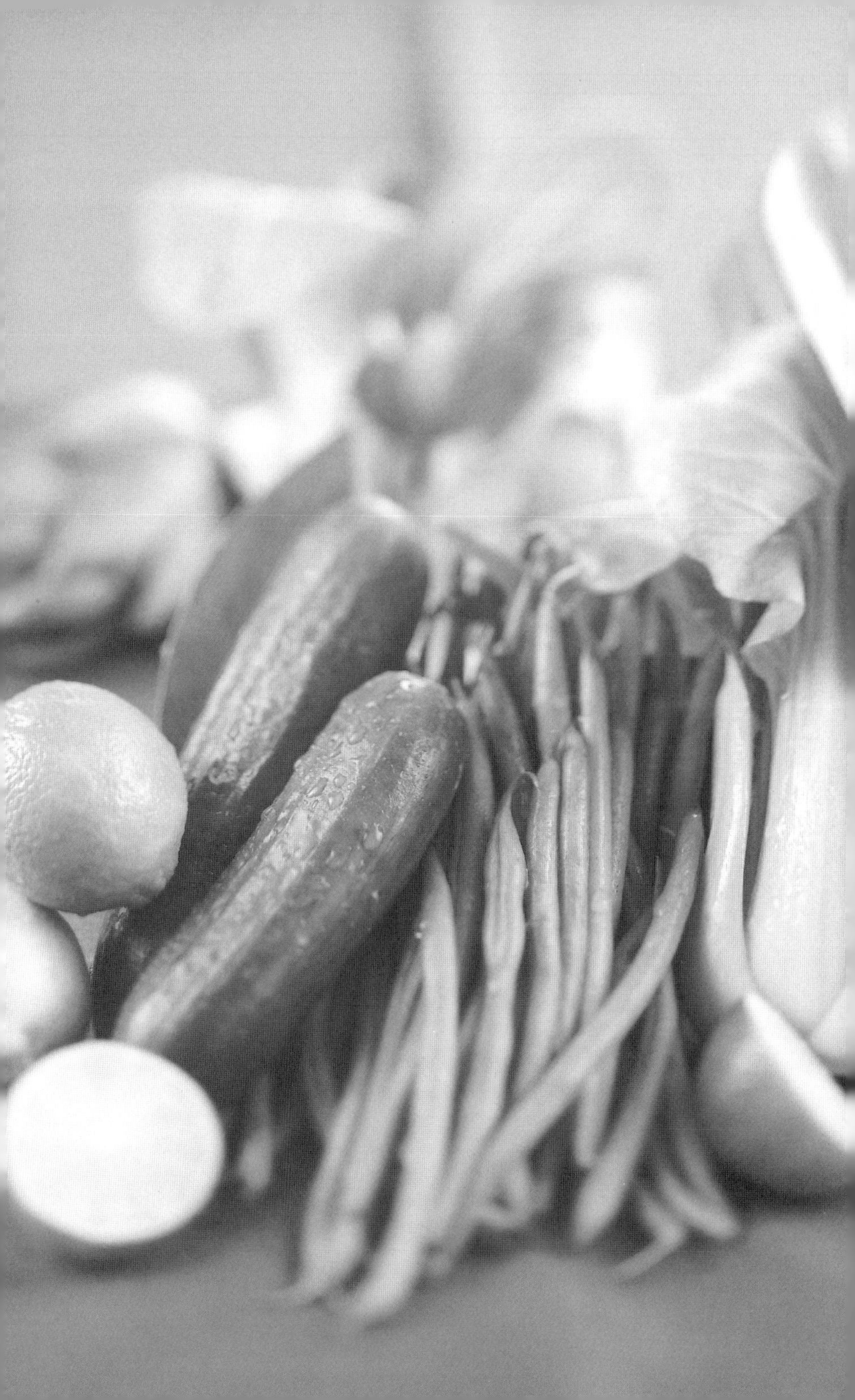

Is(s) doch LOGIsch

Haben Sie das Gefühl, LOGI ist kompliziert? Das ist normal. Es liegt daran, weil wir fest in unseren Gewohnheiten verwurzelt sind. Die Ernährungspyramide der DGE ist uns vertraut. Wir wissen, dass Vollkorn besser ist als Weißmehl, dass Fett möglichst sparsam verzehrt werden sollte, um Gewicht zu verlieren und die Stoffwechsellage zu verbessern. Wie es funktioniert, ist Ihnen auch bekannt. Sie würden dieses Buch nicht lesen, wenn Sie erfolgreich mit den DGE-Empfehlungen gewesen wären. Nach diesem Kapitel werden Sie sehen, dass LOGI nicht kompliziert ist, sondern Ihnen Ihre Ernährung und Ihr Leben mit dem Diabetes leichter und genussvoller macht. Es gibt keine grundlegenden Änderungen. Pizza, Pommes, Kuchen, Weißmehlprodukte, Süßigkeiten und Fertigprodukte sind bei LOGI genauso wenig empfohlen wie bei den Empfehlungen der DGE. Was sich verändert, sind die Anteile der einzelnen Komponenten auf Ihrem Teller. Die Kohlenhydrate nehmen den Platz ein, der zuvor dem Fett zugeteilt wurde: möglichst sparsam verwenden. LOGI reduziert die Kohlenhydrate aus Zucker und Stärke. Dafür nehmen Eiweiß und Fett mehr Platz auf dem Teller ein. Sie gewinnen eine ganz wichtige Komponente: den Geschmacksträger Fett.

Die Basis der Ernährung besteht aus Gemüse, Salaten und Obst, zubereitet mit hochwertigen Fetten und Ölen. Bei Gemüse und Salaten können Sie jederzeit in großer Menge zugreifen. Es sollten mindestens drei Portionen »Grünzeug« am Tag sein. Obst sollte in der Regel zwei Portionen nicht überschreiten.

Das Maß der »hohlen Handvoll«: Eine Portion ist die Menge, die in Ihre hohle Hand passt.

Obst hat immer eine Wirkung auf den Blutzucker. Bananen, Weintrauben und Südfrüchte sollten Sie aufgrund ihres hohen Zuckergehaltes nur in kleinen Mengen verzehren. Gemüse hat keinen Einfluss auf den Blutzucker und kann reichlich gegessen werden. Neben dem gesundheitlichen Nutzen, dass Gemüse und Salat reich an Ballaststoffen, Mineralstoffen und Vitaminen ist, hat es den großen Vorteil, dass es kalorienarm für einen gut gefüllten Magen sorgt. Der Magen hat keinen Kalorienzähler, der ab einer bestimmten Menge Kalorien ein Sättigungsgefühl signalisiert. Das Sättigungsgefühl wird über die Dehnung der Magenwände hervorgerufen. Wasserreiche Lebensmittel wie Gemüse und Salate füllen den Magen, dehnen die Magenwände und verschaffen uns dadurch ein kalorienarmes Sättigungsgefühl.

***Kurz:* Gemüse, Salate und Pilze lassen den Blutzucker nicht ansteigen, füllen kalorienarm den Magen und versorgen uns mit Vitaminen, Ballaststoffen, Mineralstoffen und sekundären Pflanzenstoffen!**

Von Feld und Tier – Eiweiß

Die Dehnung der Magenwände allein über Gemüse und Salat hält nicht lange an. Für ein lang anhaltendes Sättigungsgefühl spielt die Eiweißzufuhr eine bedeutende Rolle. Eiweiß hat von den drei energieliefernden Nährstoffen den besten Sättigungseffekt. Eiweißreiche Mahlzeiten und deren lang anhaltender Sättigungseffekt tragen dazu bei, im Tagesverlauf seltener zu essen und insgesamt weniger Kalorien aufzunehmen. Daher sollten Sie in Ihren Mahlzeiten die unterste Stufe der Pyramide immer mit eiweißreichen Nahrungsmitteln wie Fleisch, Fisch, Eier, Milchprodukten und Hülsenfrüchten kombinieren. Stellen Sie Ihre Mahlzeiten abwechslungsreich zusammen. Je bunter und abwechslungsreicher Sie Ihre Mahlzeiten gestalten, desto gesünder und qualitativ hochwertiger essen Sie. Ebenfalls auf der zweiten Stufe der Pyramide befinden sich die Nüsse. Abnehmen und Nüsse ist kein Widerspruch. Nüsse sollten nicht in großen Mengen nebenbei gegessen werden, aber bewusst als Zwischenmahlzeit genossen, eignen sie sich perfekt dazu, einen kleinen Hunger zu bekämpfen.

Selten: verarbeitetes Getreide (Weißmehl), Süßigkeiten

Wenig: Vollkornprodukte, Kartoffeln, Nudeln und Reis

Häufig: Milchprodukte, Eier, mageres Fleisch, Fisch, Nüsse und Hülsenfrüchte

Oft: Obst und stärkefreies Gemüse, zubereitet mit gesundem Öl

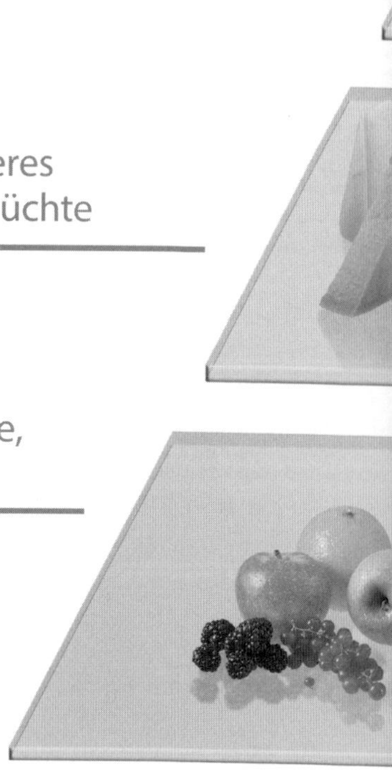

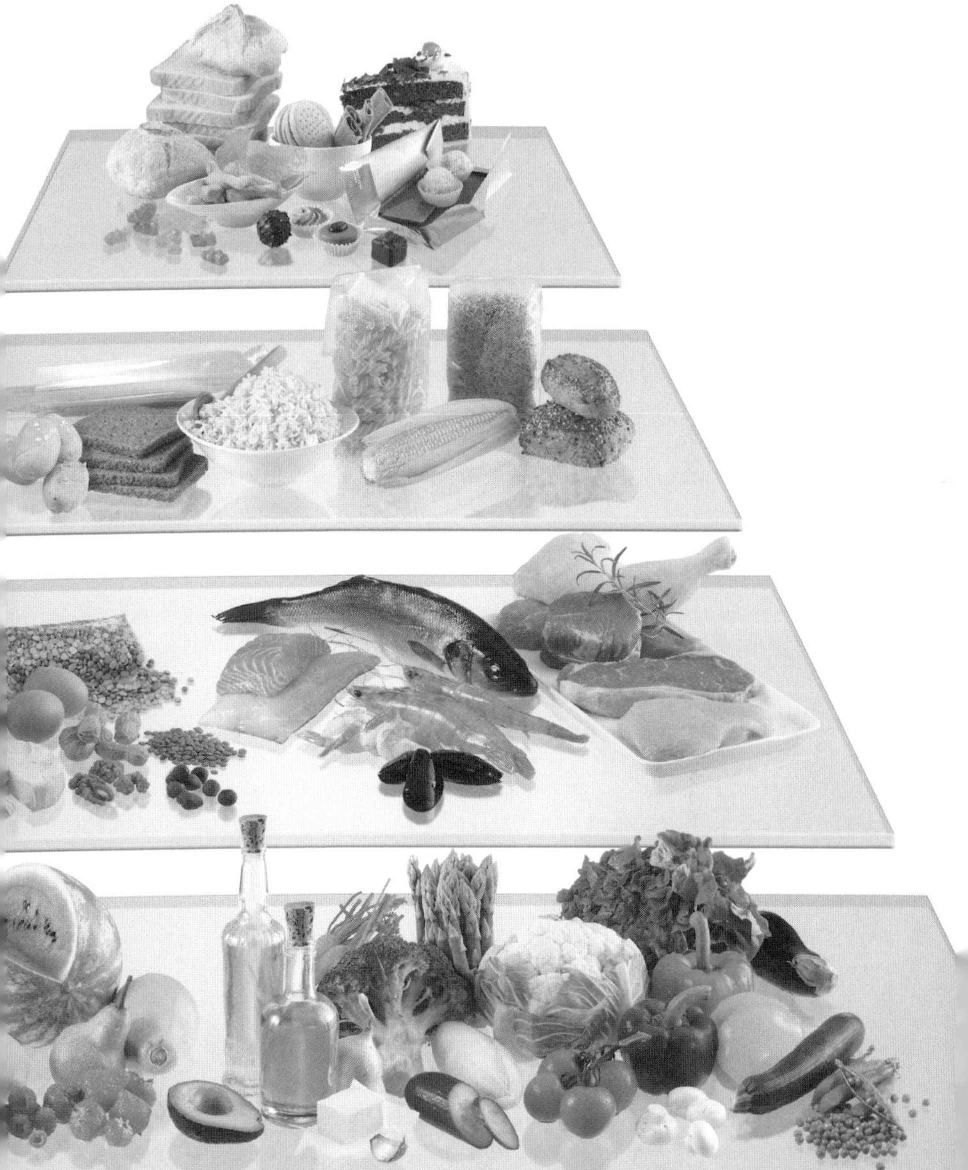

Nüsse sind kalorienreich, aber auch reich an wertvollen Fettsäuren. Eine kleine Handvoll als Zwischenmahlzeit, ein paar Nüsse über den Salat oder in den Joghurt gestreut wird Ihre Abnahme nicht behindern.

> ***Kurz:* Eiweißreiche Mahlzeiten sättigen gut und lange. Das lässt uns seltener essen, verringert den Blutzuckeranstieg nach den Mahlzeiten und wir nehmen im Tagesverlauf weniger Kalorien zu uns.**

Fett macht fett! – Eine Lüge?

Ja! Dick wird man nicht durch einen Nährstoff, sondern durch eine positive Energiebilanz (mehr Kalorien aufnehmen als verbrauchen). Ein »Zuviel an Kalorien« nährt die Fettpölsterchen. Allein das Fett für das Körpergewicht verantwortlich zu machen ist ein trügerischer Irrtum. Akribisches Fettsparen wird gerne mit einem erhöhten Verzehr von Kohlenhydraten kompensiert. Ob die Kalorienbilanz durch Kohlenhydrate oder Fett gesprengt wird, das macht für die Fettpolster keinen Unterschied. Jeder Überschuss wird gespeichert, egal aus welchem Nährstoff er stammt. Fett sorgt für eine längere Verweildauer der Speisen im Magen. Das hält länger satt und bremst den Blutzuckeranstieg nach den Mahlzeiten. Bei LOGI werden die Kohlenhydrate auch deswegen reduziert, um in der Energiebilanz mehr Platz für gesunde Fette zu schaffen. Bereiten Sie Ihre Speisen mit hochwertigen Ölen und Fetten zu. Nicht wie bisher empfohlen tröpfchenweise, sondern seien Sie ruhig etwas großzügiger.

Wie viel Fett?

So viel wie notwendig ist, damit es Ihnen ausgesprochen gut schmeckt und Sie zufrieden sind. Nicht mehr!

Durch die Reduktion der Kohlenhydrate macht selbst ein vergleichsweise hoher Fettkonsum weder krank noch verhindert er die Gewichtsabnahme. Als gute Fette gelten solche, die reich an einfach- und mehrfach ungesättigten Fettsäuren sind.

Auch die gesättigten Fettsäuren, die in Butter, Sahne, Wurst und Käse stecken, sind nicht so schlecht wie ihr Ruf. Einige von ihnen können zwar den Cholesterinspiegel erhöhen, doch fällt dieser Effekt vor allem in Verbindung mit kohlenhydratreicher Ernährung auf.

Quellen für gesunde Fette und Öle

- Olivenöl
- Rapsöl
- Walnussöl (nicht erhitzen!)
- Nüsse
- Butter
- Kaltwasserfische (2–3 Portionen Fisch pro Woche wie: Hering, Lachs, Makrele, Sardine)
- Leinöl (nicht erhitzen!)
- Hanföl
- Mandelöl
- Schweine- und Gänseschmalz (sofern keine Gicht vorliegt)
- Butterschmalz

Fett hat doppelt so viel Kalorien wie Kohlenhydrate, das heißt aber nicht, dass Fett nicht gesund ist. Gute Fette wirken sich positiv auf die Blutlipide aus und reduzieren das Risiko für Herz-Kreislauf-Erkrankungen. Für die Praxis aber ist viel wichtiger, dass Fett ein hervorragender Geschmacksträger ist. Fett trägt dazu bei, dass unsere Mahlzeiten schmecken und uns zufrieden vom Tisch aufstehen lassen. Nur wenn die Mahlzeiten Zufriedenheit bringen, kann die Ernährungsumstellung von Dauer sein. Der Mensch ist nicht dafür geschaffen, nur aus gesundheitlich geprägten Gründen zu essen und dabei Unzufriedenheit beim Essen über einen langen Zeitraum zu ertragen. Die Gefahr, wieder in die alten Ernährungsgewohnheiten zu fallen, ist dabei sehr groß.

Kurz:* *Mehr hochwertiges Fett und weniger Kohlenhydrate auf dem Speiseplan ist geschmackvoller und verbessert die bei Typ-2-Diabetes typischen Fettstoffwechselstörungen.

Blutzucker- und Pyramidenspitzen – die Kohlenhydrate

Alle Kohlenhydrate haben eine blutzuckererhöhende Wirkung. Nur die Geschwindigkeit, wie sie ins Blut gelangen, ist unterschiedlich. Kohlenhydrate, die langsam ins Blut gehen, lassen den Blutzucker nicht so steil ansteigen wie Kohlenhydrate, die förmlich ins Blut schießen. Das schnellste Kohlenhydrat ist der Traubenzucker (Glukose). Wegen seiner schnellen Wirkung wird Traubenzucker zur Behandlung von Unterzuckerungen empfohlen. Bei einer Unterzuckerung ist es wichtig, dass der Blutzucker schnell steigt. Nach den Mahlzeiten hingegen sollte der Blutzucker nicht steil ansteigen.

Zielbereich Blutzucker

- vor den Hauptmahlzeiten: 80–110 mg/dl
- 2 Stunden nach der Hauptmahlzeit: < 140 mg/dl

Blutzucker-Zielbereiche können individuell verändert und definiert werden.

Die unterschiedlichen Geschwindigkeiten, mit der die Kohlenhydrate ins Blut gelangen, ist ein Grund dafür, warum die Kohlenhydrate bei LOGI auf zwei Pyramidenstufen verteilt stehen. Die Kohlenhydrate von der dritten Stufe gehen langsam ins Blut. Von ihnen können Sie täglich eine kleine Menge in Ihren Speiseplan einbauen. Die Kohlenhydrate von der obersten Stufe der Pyramide sollten Sie nur selten essen. Weißmehlprodukte gehen schnell ins Blut und treiben den Blutzucker sehr hoch. Die »leeren« Kohlenhydrate wie Torte, Gummibärchen, Kekse, Schokolade, Eis, Pralinen … treiben den Blutzucker hoch, fordern viel Insulin und bringen außer einem kurzen Moment Genuss wenig Nährwert. Je höher der Insulinspiegel ist, umso stärker wird der Fettabbau – die Gewichtsabnahme – behindert. Nehmen Sie, wenn Sie es möchten, täglich kleine Portionen von den langsamen Kohlenhydraten und betrachten Sie die Pyramidenspitze nicht als verboten, aber auch nicht als empfehlenswert! Sie sollte die Ausnahme in Ihren

Ernährungsplänen bilden. Fällt es Ihnen schwer, darauf zu verzichten, bauen Sie sie ganz bewusst ein. Nehmen Sie sich einen Tag in der Woche, an dem Sie sich eine Portion aus der Pyramidenspitze gönnen dürfen. Nicht verbieten, sondern bewusst ohne Reue die seltene Ausnahme genießen! Tun Sie es zu oft, wird LOGI genau wie jede andere Ernährungsumstellung zuvor zum Abnehmen nicht funktionieren.

Natürlich wird Ihr Blutzucker ansteigen, aber das wissen Sie vorher und müssen Sie in Kauf nehmen. Diese bewussten Ausnahmen sollen Ihnen helfen, die Kohlenhydrate der obersten Pyramidenstufe im Alltag nicht zu vermissen. Kohlenhydrate sind nicht verboten, aber Sie tun sich und Ihrem Diabetes einen Gefallen, wenn Sie die Kohlenhydrate von der dritten Stufe der Pyramide nur in kleinen Mengen essen und die von der Spitze als seltene Ausnahme betrachten. Ihr Blutzucker und Ihre Gesundheit werden es Ihnen danken. Möchten Sie den Kohlenhydratanteil erhöhen, können Sie das tun, indem Sie parallel dazu Ihre körperliche Bewegung steigern. Je mehr Sie sich bewegen, desto mehr Platz bietet sich in Ihren Tagesplänen für Kohlenhydrate.

> ***Kurz:* Die Kohlenhydrate von der dritten Pyramidenstufe können Sie täglich in kleinen Mengen in Ihre Mahlzeiten einbauen. Die Kohlenhydrate von der Pyramidenspitze sollten seltene Ausnahmen bilden. Je weniger Kohlenhydrate, desto geringer ist der Blutzuckeranstieg, desto leichter gelingt die Gewichtsabnahme. Je mehr Kohlenhydrate, umso mehr Bewegung ist notwendig!**

Klingt LOGI immer noch kompliziert und auf Dauer schwierig zu leben? Sie müssen nur die Verteilung auf Ihrem Teller verändern. Die Kohlenhydrate der dritten Stufe auf ein moderates Maß reduzieren – so wenig wie möglich und gerade so viel wie Sie brauchen, um zufrieden zu sein. Dazu servieren Sie immer eine gute Portion Eiweiß, damit Sie lange gut gesättigt sind. Der hohe Anteil hochwertiger Fette und Öle sorgt für genussvolle Gaumenfreuden und lässt Sie nicht die Kartoffeln auf dem Teller vermissen. LOGI funktioniert mit den klassischen Grundnahrungsmitteln und braucht keine besonderen Zutaten oder Ersatzstoffe.

Maß nehmen

Ich wünsche Ihnen, dass Sie in den vollen Genuss der LOGIschen Möglichkeiten kommen und erleben, wie Sie mit Ihrem neuen Lebensstil eine bessere, eine gesündere Stoffwechsellage erreichen.

Einen kurzen Moment möchte ich Sie aber noch bremsen. Bedenken Sie, dass Ihre Medikamente an eine kohlenhydratreiche Ernährung angepasst sind!

Ich möchte Sie nicht zu therapeutischen Alleingängen verleiten, sondern Sie vielmehr ermutigen, eine notwendige Anpassung der Medikamente vorab mit Ihrem Diabetesteam zu besprechen. Aus meinen Erfahrungen als Diabetesberaterin mit LOGI und Typ-2-Diabetikern weiß ich, dass viele Diabetiker sich nicht trauen, mit Ihren Ärzten über kohlenhydratreduzierte Ernährungsformen zu diskutieren und im Alleingang starten. Mir ist wichtig, dass Sie einen guten Start in die LOGIsche Lebensweise haben und nicht von Unterzuckerungen ausgebremst werden. Aus diesem Grund möchte ich Ihnen das Wichtigste über die gängigen Diabetesmedikamente und was Sie bei einer Umstellung auf LOGI beachten sollten mit auf den Weg geben.

> ***Hinweis:* Die Verordnungsfähigkeit für Medikamente wird derzeit im Rahmen des AMNOG neu überprüft. Dadurch sind Änderungen bei den Erstattungsfähigen zukünftig möglich.**

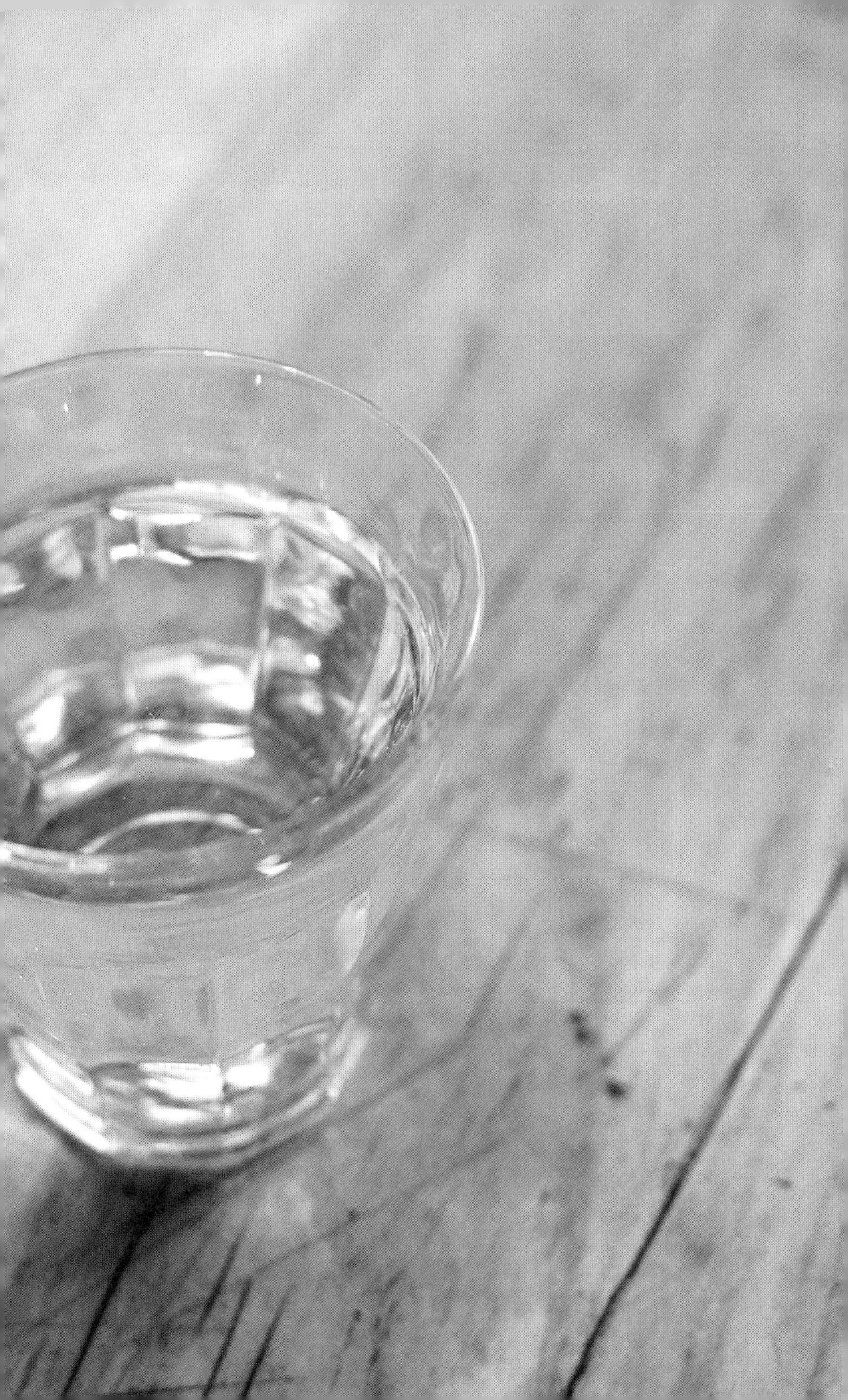

Segen oder Fluch? Diabetesmedikamente

Eindeutig ein Segen! Bis zur Einführung des Insulins 1922 gab es keine Medikamente für Diabetiker. Für Typ-2-Diabetiker waren Ernährung und körperliche Aktivität der einzige Weg, den Blutzucker zu kontrollieren und sich vor den Symptomen eines hohen Blutzuckers zu schützen. Heute haben wir eine Vielzahl an Therapiemöglichkeiten. Wir sind nicht mehr darauf angewiesen, den Blutzucker durch Ernährung und Bewegung zu steuern, sondern können die Vorteile kohlenhydratreduzierter Ernährungsformen auszunutzen und in Kombination mit den verschiedenen Medikamenten die bestmöglichen Therapieerfolge zur Verhinderung der Folgeerkrankungen erzielen.

Typ-2-Diabetes, orale Antidiabetika und LOGI

Orale Antidiabetika, oder umgangssprachlich »Zuckertabletten«, werden bei Typ-2-Diabetes eingesetzt. Sie wirken nur, wenn der Körper noch eigenes Insulin produziert. Sie unterstützen das körpereigene Insulin und helfen, den Blutzucker im Zielbereich zu halten.

Biguanide – Metformin

Zum Beispiel: Metformin®, Glucophage®, Siofor®, Mediabet®

- reduziert die Glukoseabgabe der Leber (👍 Nüchternblutzucker)

- erhöht die Insulinempfindlichkeit der Zellen (👍 Blutzucker nach dem Essen)
- verzögert die Kohlenhydrataufnahme aus dem Darm (👍 Blutzucker nach dem Essen)
- unterstützt die Gewichtsabnahme
- positive Wirkung auf die Blutfette
- kein Unterzuckerungsrisiko bei Behandlung mit Metformin allein
- verringert das Krebsrisiko
- wird bei Diagnosestellung unabhängig des HbA_{1c}-Wertes empfohlen
- Einnahme während oder nach der Mahlzeit
- mit niedriger Dosis starten (bessere Verträglichkeit für Magen und Darm)
- häufige Nebenwirkung: Magen-Darm-Beschwerden (meistens vorübergehend)
- nicht erlaubt bei eingeschränkter Nierenfunktion
- absetzen vor Operationen und Kontrastmitteluntersuchungen

***LOGI-Tipp:* Mit Metformin als Monotherapie (Metformin als einziges Diabetesmedikament) besteht kein Risiko für Unterzuckerungen. Es kann unbedenklich ohne Dosisreduktion auf LOGI umgestellt werden.**

Sulfonylharnstoffe und Glinide

Stimulieren die Bauchspeicheldrüse, mehr Insulin zu produzieren und auszuschütten.

Zum Beispiel: Amaryl®, Glibenclamid®, Euglucon®

- Erhöhung der Insulinproduktion (👎 fördert Gewichtszunahme)

- senken den Blutzucker über erhöhte Insulinfreisetzung (👍 Blutzucker nach dem Essen)
- geringer Einfluss auf Nüchternblutzucker
- Risiko für Unterzuckerungen
- Einnahme vor der Mahlzeit
- Wirkdauer über mehrere Stunden
- häufige Nebenwirkung: Unterzucker, gesteigerter Appetit (👎 fördert Gewichtszunahme)
- regelmäßige Mahlzeiten zur Vermeidung von Unterzuckerungen sind notwendig

Der Wirkmechanismus der Sulfonylharnstoffanaloga, den sogenannten Gliniden (NovoNorm® und Starlix®), ist den Sulfonylharnstoffen sehr ähnlich. Ihr Wirkeintritt ist jedoch schneller und die Wirkdauer deutlich kürzer. Sie bieten eine größere Flexibilität hinsichtlich der Nahrungsaufnahme, da die Tablette beim Auslassen einer Mahlzeit weggelassen wird. Dadurch ist das Unterzuckerungsrisiko geringer als bei den Sulfonylharnstoffen.

> *LOGI-Tipp:* ***Sulfonylharnstoffe reduzieren durch die gesteigerte Insulinausschüttung den Blutzuckeranstieg nach den Mahlzeiten. Bei Umstellung auf LOGI sollte ihre Dosis reduziert werden. Wird die Dosis beibehalten, steigt das Risiko für Unterzuckerungen. Blutzuckermessungen nach den Mahlzeiten zeigen, ob die Dosis ausreichend angepasst ist. Glinide können reduziert oder abgesetzt werden. Sie senken den Blutzuckerspiegel abhängig von der aufgenommen Glukose, wodurch eine blutzuckerunabhängige Insulinausschüttung vermieden wird. Überprüfen Sie durch Blutzuckermessungen, ob Sie das NovoNorm®/Starlix® auslassen können oder zu welchen Mahlzeiten Sie es weiterhin nehmen müssen.***

Alpha-Glukosidase-Hemmer

Glucobay® und Diastabol®

- verzögern die Kohlenhydrataufnahme im Darm (👍 Blutzucker nach dem Essen)
- häufige Nebenwirkung: Blähungen, Bauchschmerzen, Durchfall
- eine langsame Steigerung der Dosis reduziert die Blähungen
- Einnahme mit dem ersten Bissen der Mahlzeit
- kein Unterzuckerungsrisiko bei Behandlung nur mit Glucobay/Diastabol
- in Kombinationstherapie mit Sulfonylharnstoffen kann eine Unterzuckerung ausschließlich mit Glukose behandelt werden!

LOGI-Tipp: ***Alpha-Glukosidase-Hemmer können bei Umstellung auf LOGI abgesetzt werden. Je kleiner der Kohlenhydratanteil der Mahlzeiten, umso geringer ist der Blutzuckeranstieg. Diese Tabletten können Sie ohne Risiko absetzen und durch Blutzuckermessungen zwei Stunden nach den Mahlzeiten überprüfen, ob Ihr Blutzucker mit LOGI im Zielbereich bleibt.***

Die DPP-4-Hemmer oder die »Inkretin-Verstärker«

Inkretine sind Hormone, die im Dünndarm gebildet werden. Sie stimulieren bei steigendem Blutzucker nach der Mahlzeit die Insulinfreisetzung. Zusätzlich hemmen sie die Glukosefreisetzung der Leber. DPP-4-Hemmer, die sogenannten Gliptine, sorgen dafür, dass diese Darmhormone langsamer abgebaut werden und die erhöhte Insulinfreisetzung länger aufrechterhalten bleibt.

Die Gliptine – zum Beispiel: Januvia®, Galvus®, Onglyza®

- regen blutzuckerabhängig die Insulinproduktion an (Blutzucker nach dem Essen)
- Einnahme ein- oder zweimal täglich unabhängig von den Mahlzeiten
- reduzieren die Glukagonproduktion und somit die Zuckerfreisetzung aus der Leber
- verzögern die Magenentleerung (weniger Appetit)
- fördern die Gewichtsabnahme
- kein Unterzuckerungsrisiko
- überwiegend in Kombination mit Metformin
- Nebenwirkungen nicht bekannt

LOGI-Tipp:* *Bei der Therapie mit einem Gliptin als einziges Diabetesmedikament besteht kein Risiko für Unterzuckerungen. Die Umstellung auf LOGI kann bedenkenlos ohne Anpassung der Tabletten durchgeführt werden. Auch Kombinationspräparate wie Janumet®, Eucreas® oder Velmetia® führen bei Reduktion der Kohlenhydrate nicht zu Hypoglykämien und können dosisgleich beibehalten werden. Der Effekt des verringerten Appetits verstärkt die Wirkung der Ernährungsumstellung auf das Körpergewicht.

Die Inkretin-Mimetika

Die Wirkstoffe dieser Medikamente sind den natürlichen Darmhormonen sehr ähnlich. Inkretin-Mimetika gleichen den bei Typ-2-Diabetes auftretenden Verlust dieser Darmhormone aus. Sie stimulieren blutzuckerabhängig die Insulinfreisetzung.

Byetta®, Victoza®, Bydureon®, Lyxumia®

- regen blutzuckerabhängig die Insulinproduktion an (Blutzucker nach dem Essen)
- müssen gespritzt werden
- vermindern das Hungergefühl
- verzögern die Magenentleerung (weniger Appetit)
- günstige Wirkung auf die Gewichtsreduktion
- unterscheiden sich in der Anzahl der notwendigen Injektionen
- kein Unterzuckerungsrisiko
- häufige Nebenwirkung: Übelkeit, Sodbrennen, Durchfall

LOGI-Tipp:* *Inkretin-Mimetika führen nur in Kombination mit Sulfonylharnstoffen oder Insulin zu Unterzuckerungen. Bei der Monotherapie muss die Medikation nicht reduziert werden. Bei einer Kombinationstherapie muss das Insulin oder die Sulfonylharnstoffe angepasst werden. Blutzuckerkontrollen zeigen, ob die Dosis korrekt angepasst ist.

Die Insulintherapie

Die Entdeckung des Insulins hat die Therapie des Diabetes verändert. Bis 1922 bedeutete die Diagnose Diabetes mellitus für Typ-1-Diabetiker den sicheren Tod. Es gibt für sie bis heute keine andere Therapiemöglichkeit als Insulin. Typ-2-Diabetiker benötigen in den ersten Jahren selten Insulin. Lässt sich der Blutzucker mit Tabletten oder einem Inkretin-Mimetikum nicht mehr gut einstellen, sollte auch bei Typ-2-Diabetes nicht zu lange gewartet werden, mit einer Insulintherapie zu beginnen. Frühes Intervenieren bei hohen Blutzuckerwerten ist der sicherste Schutz vor den Folgeerkrankungen des Diabetes. Die Vielfalt der Insuline ermöglicht es, für die unterschiedlichen Tagesabläufe und Gewohnheiten der Menschen die passende Insulintherapie zu finden.

Haben Sie keine Angst vor Insulin. Insulin zu spritzen bedeutet nicht, dass Sie schwerer krank sind oder für immer »an der Nadel hängen«. Sind Ihre Blutzuckerwerte zu hoch und Ihr Arzt hat Ihnen mit der Insulinspritze »gedroht«, haben Sie gute Chancen, mit LOGI weiterhin ohne Insulin gute Blutzuckerwerte zu erreichen. Typ-2-Diabetiker können oftmals durch eine Umstellung auf LOGI auch von der Insulintherapie wieder zurück auf Tabletten umgestellt werden. Bei Typ-2-Diabetes gilt nicht: einmal Insulin, immer Insulin!

Der Einsteig in die Insulintherapie bei Typ-2-Diabetes ist häufig eine Kombination aus Tabletten und einer einzigen Insulingabe zur Nacht. Dieses sogenannte Basalinsulin hemmt die Glukoseausgabe der Leber und wirkt dadurch effektiv auf den Nüchternblutzucker. Sind die Nüchternwerte im Zielbereich, aber die Blutzuckerwerte nach den Mahlzeiten zu hoch, kann eine prandiale Insulingabe (Insulin zur Mahlzeit) eingesetzt werden. Diese beiden Insulinstrategien können selbstverständlich auch kombiniert werden.

In der Insulintherapie wird zwischen basalen und prandialen Insulinen unterschieden.

Basalinsulin: Lang wirkende Verzögerungsinsuline zur Sicherstellung des nahrungsunabhängigen Insulinbedarfs des Körpers. Bei Typ-1-Diabetes muss eine lückenlose Versorgung mit Insulin gewährleistet sein. Bei Typ-2-Diabetes unterstützt Basalinsulin die Therapie. Es wird unabhängig von den Mahlzeiten zu festen Zeiten und Dosen gespritzt.

Bolusinsulin: Schnellwirkende Insuline für den mahlzeitenbezogenen Insulinbedarf. Unverzichtbar bei Typ-1-Diabetes. Bei Typ-2-Diabetes sind sie in verschiedenen Strategien Bestandteil der Therapie.

Blutzuckerkorrekturen immer mit dem Bolusinsulin, nicht mit dem Basalinsulin.

Des Weiteren besteht die Möglichkeit der konventionellen Insulintherapie. Dabei werden zweimal täglich konstante Mengen eines Mischinsulins, mit einem bestimmten Anteil an prandialen und basalen Insulin, gespritzt. Diese Therapieform eignet sich für Menschen, die jeden Tag einen ähnlichen Tagesablauf sowie feste Essenszeiten und -mengen haben. Die konventionelle Insulintherapie bietet kaum Spielraum für Spontaneität.

Basalinsulin

Lang wirkende Analoginsuline Lantus® und Levemir®

Lantus und Levemir gehören zu der jüngeren Klasse der Basalinsuline. Lantus hat bei der Wirkdauer eindeutig die Nase vorn. Mit einer Wirkzeit von bis zu 24 Stunden ist es unübertroffen. Gegenüber den anderen Basalinsulinen hat Lantus eine gleichmäßige Wirkung ohne ausgeprägtes Wirkmaximum, wodurch das Risiko für Unterzuckerungen gering ist.

Levemir kommt beinahe an diese Wirkdauer heran. Bei einer Wirkdauer von bis zu 20 Stunden reicht bei Typ-2-Diabetes häufig eine einmalige Injektion pro Tag aus. Levemir hat einen kleinen Wirkgipfel nach circa acht Stunden. Das kann besonders bei Typ-1-Diabetikern mit einem ausgeprägten Dawn-Phänomen zur Glättung des hohen Nüchternblutzuckers ausgenutzt werden.

Dawn-Phänomen oder das Morgendämmerungsphänomen

Unter dem Dawn-Phänomen versteht man einen starken Blutzuckeranstieg in den frühen Morgenstunden. Der Blutzuckeranstieg wird durch die gesteigerte Produktion von Hormonen wie Adrenalin, Wachstumshormonen, Kortisol und Glukagon ausgelöst.

Nicht jeder hohe Morgenblutzucker ist eine Folge des Dawn-Phänomens! Hohe Blutzuckerwerte können ebenfalls das Resultat einer nächtlichen Unterzuckerung oder einer unzureichenden Insulindosis sein.

Nächtliche Blutzuckermessungen zeigen, ob das Dawn-Phänomen vorliegt!

Das Dawn-Phänomen tritt überwiegend bei Typ-1-Diabetikern auf.

Die lang wirkenden Analoginsuline garantieren bei Typ-1-Diabetes den nahrungsunabhängigen Grundbedarf an Insulin. Bei Typ-2-Diabetes beeinflussen sie effektiv den Nüchternblutzucker und unterstützen im Tagesverlauf die Bauchspeicheldrüse, um den Blutzucker im Zielbereich zu halten. Der Einfluss auf die Blutzuckerwerte nach den Mahlzeiten ist bei kohlenhydratreichen Mahlzeiten nur gering.

LOGI-Tipp: ***Bei kohlenhydratreicher Ernährung reicht die blutzuckersenkende Kraft der lang wirkenden Analoginsuline häufig nicht zur Glättung der Blutzuckerspitzen nach den Mahlzeiten aus. Mit LOGI kann die Wirkung dieser Insuline (oder in Kombination mit Tabletten) ausreichend sein, um LOGI-gerechte Kohlenhydratportionen ausreichend abzudecken.***

Überprüfen Sie Ihren Therapieerfolg anhand von Blutzuckermessungen zwei Stunden nach der Mahlzeit.

NPH-Insuline oder: die Klassiker der Basalinsuline (zum Beispiel Protaphane®, Huminsulin Basal®, Berlinsulin Basal®, Insuman Basal®)

Der entscheidende Unterschied zu den lang wirkenden Analoginsulinen liegt in der Wirkzeit. NPH-Insuline wirken nur acht bis zwölf Stunden. Sie haben einen ausgeprägten Wirkgipfel, der, wenn das Insulin zur Nacht gespritzt wird, genau in der Zeit liegt, wo der Mensch am empfindlichsten für Insulin ist. Dieses Zusammentreffen von Insulinsensitivität und Wirkmaximum erhöht das Risiko für nächtliche Unterzuckerungen.

LOGI-Tipp: ***Mit Blutzuckermessungen um 2:00 Uhr (über drei Tage) lässt sich überprüfen, ob der Blutzucker in der***

Nacht zu weit sinkt. In dieser Zeit sollte der Blutzucker nicht unter 80 mg/dl sein.

Die Wirkzeiten des Insulins sind abhängig von der Dosis. Je höher die Insulindosis desto länger die Wirkung!

Bolusinsulin

Normalinsuline (zum Beispiel Actrapid®, Huminsulin Normal®, Berlinsulin Normal®, Insuman Rapid®)

Diese früher auch als Alt-Insuline bezeichneten prandialen Insuline haben eine kurze Wirkung. Sie sollen den, durch die Kohlenhydrate verursachten, Blutzuckeranstieg nach den Mahlzeiten verhindern. Ihr Wirkbeginn erfolgt nach 15 bis 30 Minuten, d.h. es sollte ein Abstand zwischen Injektion und nachfolgender Mahlzeit liegen. Dieser sogenannte Spritz-Ess-Abstand beträgt im Durchschnitt 15 bis 20 Minuten. Wird das Insulin direkt vor den Mahlzeiten gespritzt, kann es durch den verzögerten Wirkbeginn zu einer stärkeren Blutzuckerspitze nach der Mahlzeit führen. Normalinsuline haben ihre maximale Wirkung nach zwei Stunden und wirken insgesamt vier bis sechs Stunden. Sie eignen sich besonders für Menschen, die lieber fünf bis sechs kleinere Mahlzeiten als drei Hauptmahlzeiten essen. Bei gut eingestelltem Diabetes erfordern Normalinsuline kleine Zwischenmahlzeiten. Wird die Zwischenmahlzeit ausgelassen, kann der Wirkhöhepunkt des Insulins nach zwei Stunden eine Unterzuckerung provozieren. Eine kleine Portion Kohlenhydrate, wie ein Stück Obst oder ein Joghurt, wirkt diesem Wirkmaximum entgegen und verhindert eine Unterzuckerung.

LOGI-Tipp: ***Diese Insuline müssen bei Umstellung auf LOGI reduziert werden. Die Dosis muss an die veränderte Kohlenhydratmenge angepasst werden. Mit Blutzuckermessungen vor und zwei Stunden nach den Mahlzeiten wird die Dosisanpassung überprüft. Je nach Blutzuckerverlauf kann eventuell auf einzelne Injektionen verzichtet werden.***

Ultraschnell wirkende Insuline – die Analoginsuline (NovoRapid®, Humalog®, Liprolog®, Apidra®)

Die »Sprinter« unter den Insulinen. Ihre Wirkung setzt bereits nach ein paar Minuten ein. Den Wirkgipfel haben sie eine halbe bis eine Stunde nach der Mahlzeit. Insgesamt wirken sie zwei bis drei Stunden. Sie benötigen keinen Spritz-Ess-Abstand und können direkt vor der Mahlzeit gespritzt werden. Zwischenmahlzeiten sind nicht notwendig. Eine kohlenhydrathaltige Zwischenmahlzeit erfordert eine weitere Injektion.

> ***LOGI-Tipp:* *Auch diese schnell wirkenden Analoginsuline können bei Umstellung auf LOGI reduziert oder eventuell ganz abgesetzt werden.***

Prandiale Insuline müssen an den Kohlenhydratgehalt der Mahlzeiten angepasst werden. Wird der Kohlenhydratanteil um die Hälfte reduziert, muss auch das Insulin zur Mahlzeit um 50 Prozent reduziert werden. Die Dosisanpassung wird mit Blutzuckermessungen vor und zwei Stunden nach den Mahlzeiten überprüft.

Mischinsuline (zum Beispiel Actraphane 30®, Huminsulin Profil III®, Berlinsulin H 30®, Insuman comb 25®, Novo Mix 30)

Als Mischinsulin werden Mischungen aus prandialen und basalen Insulinen bezeichnet. Sie erkennen ein Mischinsulin an der Zahl hinter dem Insulinnamen. Diese Zahl nennt den prozentualen Anteil an prandialem Insulin in der Mischung.

Mischinsuline klingen auf den ersten Blick verlockend. Nur zweimal am Tag zu spritzen wünschen sich viele Diabetiker. Dieser Vorteil verblasst schnell, wenn sie die Voraussetzungen für diese Insulinstrategie hören. Da diese Insuline nur zweimal am Tag in festen Dosen gespritzt werden, muss ein regelmäßiger Tagesablauf und eine konstante Mahlzeitengestaltung hinsichtlich der Menge und Zeit gegeben sein. Mischinsuline lassen beim Essen wenig Spielraum für individuelle Gestaltung und Spontaneität.

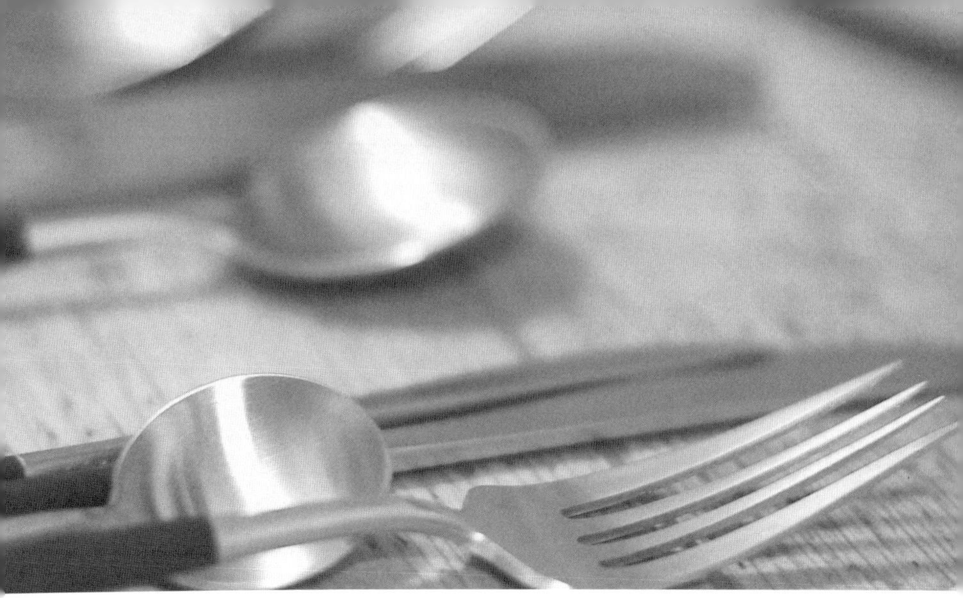

LOGI-Tipp: Haben Sie eine Therapie mit einem Mischinsulin, ist es empfehlenswert, auf eine andere Insulinstrategie umzustellen. Die festen Insulindosen sind zu wenig variabel steuerbar, dass es sich für LOGI optimal umsetzen lässt. Bei dieser Therapieform sind Sie zu abhängig von der Uhrzeit und den Kohlenhydratportionen. Diese Therapieform birgt bei einer Umstellung auf LOGI ein hohes Risiko für Unterzuckerungen. Eine Umstellung auf ein lang wirkendes Basalinsulin in Kombination mit Tabletten oder einem schnell wirkenden Insulin ist sinnvoller.

Insuline im Überblick

Insulin	Wirkungs-eintritt	Stärkste Wirkung	Wirkdauer	Aufgabe
Normalinsuline (Actrapid, Huminsulin Normal, Insuman Rapid, Berlinsulin Normal)	nach 15–30 Minuten	nach 2 Stunden	4–6 Stunden	Mahlzeiten abdecken, Korrektur des Blutzuckers
Ultraschnelle Analoginsuline (NovoRapid, Humalog, Apidra Liprolog)	sofort	nach 1 Stunde	ca. 3 Stunden	Mahlzeiten abdecken, Korrektur des Blutzuckers
NPH-Insuline (Protaphane, Huminsulin Basal, Insuman Basal, Berlinsulin Basal)	nach 1–2 Stunden	nach 4–6 Stunden	ca. 8–12 Stunden	**Typ-1-Diabetes:** Sicherstellung des nahrungs-unabhängigen Grundbedarfs **Typ-2-Diabetes:** Unterstützung der Bauchspei-cheldrüse
Lang wirkendes Analoginsulin (Levemir)	nach 3–4 Stunden	nach 8–10 Stunden	16–20 Stunden	**Typ-1-Diabetes:** Sicherstellung des nahrungs-unabhängigen Grundbedarfs **Typ-2-Diabetes:** Unterstützung der Bauchspei-cheldrüse
Ultralang wirkendes Analoginsulin (Lantus)	langsam	keine	24 Stunden	**Typ-1-Diabetes:** Sicherstellung des nahrungs-unabhängigen Grundbedarfs **Typ-2-Diabetes:** Unterstützung der Bauch-speicheldrüse

Typ-1-Diabetes und LOGI – intensivierte Insulin- und Pumpentherapie

Bei Typ-1-Diabetes wird hauptsächlich die intensivierte Insulintherapie mit einem Basal- und einem Bolusinsulin oder die Pumpentherapie angewandt.

Wir streben mit LOGI einen stabilen Blutzuckerverlauf an. Eine passende Versorgung mit Basalinsulin ist eine Grundvoraussetzung, um bei kohlenhydratreduzierter Ernährung die bestmöglichen Ergebnisse zu erzielen. Bei Typ-1-Diabetikern lassen sich bei Umstellung auf Low-Carb häufig Lücken in der Basalversorgung erkennen. Diese Insulinlücken wurden zuvor über die prandialen Insulingaben zuverlässig abgedeckt und fielen im Tagesverlauf nicht auf. Eine nicht optimal angepasste Basalrate führt zu Schwankungen im Blutzuckerverlauf. Vor der Umstellung auf LOGI sollte die basale Insulinversorgung überprüft und gegebenenfalls angepasst werden. Dieser Test wird als Basalratentest bezeichnet.

Basalratentest: Test zur Überprüfung der Grundversorgung an Insulin

- 24 Stunden vor dem Test sollte weder eine Unterzuckerung stattgefunden haben noch Sport betrieben worden sein.
- Den Test über drei Tage verteilen. Nur das Basalinsulin spritzen oder in der Pumpe die Basalrate laufen lassen. Jeweils eine Hauptmahlzeit auslassen und stündlich den Blutzucker messen.
- Startwert: 70–180 mg/dl
- Blutzucker > 250 mg/dl oder < 60 mg/dl: den Test abbrechen.
- Während des Tests nichts essen, nur kohlenhydratfreie Getränke trinken und keiner körperlichen Aktivität nachgehen.
- Das Basalinsulin hat die richtige Dosis, wenn der Blutzucker in den Testphasen stabil bleibt.

Ist der Basalratentest durchgeführt und das Basalinsulin angepasst, steht einer erfolgreichen Umstellung nichts mehr im Weg. Die selbstständige Insulinanpassung zu den Mahlzeiten ist Standard für Typ-1-Diabetiker. Die BE-Faktoren (individuelle Insulinmenge für eine BE) verändern sich mit LOGI nicht.

Selbstverständlich ändert LOGI für Typ-1-Diabetiker nichts daran, vor jeder Mahlzeit den Blutzucker zu kontrollieren, um gegebenenfalls eine Korrektur zu spritzen. Weniger Blutzuckermessen können Typ-1-Diabetiker auch mit LOGI nicht. Allerdings werden die Messungen in vielen Fällen deutlich entspannter, weil man seltener schlechte Laune durch das Erblicken einer kräftigen Blutzuckerspitze auf dem Messgerät bekommt.

Blutzuckeranstieg durch Eiweiß

Erhöhte Blutzuckerwerte nach einem Grillabend kennen viele Typ-1-Diabetiker bereits aus kohlenhydratreichen Zeiten. Dieses Phänomen kommt beim Austausch der Kohlenhydrate gegen mehr Eiweiß und Fett deutlicher zum Ausdruck. Bei einer kohlenhydratreichen Ernährung ist dieser Effekte nicht stark ausgeprägt, weil der Anstieg mit dem Bolus für die Kohlenhydrate abgefangen wird. Der BE-Faktor stammt aus kohlenhydratreicher Zeit, er bezieht Eiweiß und Fett mit ein. Bei einer Mahlzeit ohne BE kann es zu einem Blutzuckeranstieg kommen, der nach den gelernten »Regeln der insulinbenötigenden Lebensmittel« gar nicht sein kann.

Der Blutzuckeranstieg durch größere Mengen Eiweiß kommt später und ist nicht so extrem wie der Anstieg durch Kohlenhydrate, aber vergessen darf man ihn nicht. Die Wirkung auf den Blutzucker muss beobachtet werden, um das Insulin richtig anzupassen und einen optimalen Blutzuckerverlauf zu erreichen. Beobachten Sie, wie Ihr Blutzucker auf den erhöhten Eiweiß- und Fettanteil der Mahlzeiten reagiert und passen Sie Ihre prandialen Insulingaben daran an. Je stärker die Kohlenhydrate reduziert werden, desto größer sind die Auswirkungen vom Eiweiß.

Werden die Kohlenhydrate komplett aus den Mahlzeiten verbannt, ist es ein wenig komplizierter, die benötigte Menge Insulin für einen glatten Blutzuckerverlauf zu finden. Aber mit ein wenig Fingerspitzengefühl und vielen Blutzuckermessungen ist es sehr gut umsetzbar, die Mahlzeiten kohlenhydratfrei zu gestalten und dabei einen stabilen Blutzucker zu erzielen.

Sie können Verschiedenes ausprobieren. Sie können zu jeder Mahlzeit einen kleinen Anteil Kohlenhydrate dazu nehmen, spritzen mit Ihrem bekannten BE-Faktor und beobachten ein paar Stunden die Entwicklung Ihres Blutzuckers. Steigt der Blutzucker zu weit an, können Sie den BE-Faktor leicht erhöhen. Pumpenträger können mit dem dualen Bolus arbeiten, wobei eine Dosis Insulin vor der Mahlzeit abgegeben wird und ein Teil verzögert über einen definierten Zeitraum. Das Prinzip des dualen Bolus lässt sich bedingt auch mit dem Pen nachahmen. Mit dem Pen bleibt allerdings nur die Möglichkeit, die Insulinmenge auf einen Teil vor der Mahlzeit und einen Teil nach der Mahlzeit aufzuteilen. Die Zeit, über den der Bolus abgegeben wird, lässt sich nur mit einer Pumpe festlegen. Oder Sie testen, wie viele Einheiten individuell für Ihre persönliche Mahlzeitengestaltung benötigt werden. Anfangs gehört Ausprobieren und häufigeres Messen dazu, aber nach nur kurzer Zeit ist die notwendige Bolusmenge für die individuellen Standardportionen Eiweiß herausgefunden, und hohe Blutzuckerspitzen gehören der Vergangenheit an.

Orientierungshilfen finden Sie auch im Internet. Einige Pumpenzentren arbeiten heute bereits mit der FPE (Fett-Protein-Einheit). Die Angaben über die Kalorienmenge einer FPE unterscheiden sich allerdings. Ich habe gute Erfahrungen mit der Angabe 1 FPE = 200 Kalorien aus Fett und Eiweiß gemacht. Mit der FPE zu arbeiten eignet sich besonders für Pumpenträger, die über den dualen Bolus feiner variieren können. Unter Pentherapie mit einem Basalinsulin und einem prandialen, schnell wirkenden Analoginsulin lohnt sich die Überlegung, wenn der Blutzucker mit dem Analoginsulin nicht zufriedenstellend gesteuert werden kann, auf Normalinsulin umzustellen. Normalinsuline haben einen weniger ausgeprägten Wirkgipfel und wirken länger, was sich ausnutzen lässt, um den späteren Blutzuckeranstieg durch das Eiweiß abzudecken.

Fett-Protein-Einheit

- 1 FPE = 200 kcal aus Eiweiß und Fett
- 2 FPE = 1 BE/KE

Beispiel:

300 Gramm Rindersteak = 400 Kalorien ÷ 200 = 2 FPE

Das Steak braucht die Menge Insulin, die für 1 BE benötigt wird.

Beachte: Eiweiß braucht länger (4–8 Stunden) um den Blutzucker zu erhöhen! Die Dauer ist abhängig von der Menge.

(angelehnt an FPE-Schema von Frau Prof. Kordonouri, Klinikum auf der Bult in Hannover)

Lassen Sie sich bitte nicht abschrecken. Es klingt viel komplizierter, als es in Wirklichkeit ist! Die Umstellung auf LOGI bedeutet für Typ-1-Diabetiker, mit einer instabileren Stoffwechsellage als die Typ-2-Diabetiker, anfangs nur ein wenig mehr Arbeit. Bei Typ-2-Diabetes macht sich das Phänomen des späten Blutzuckeranstiegs durch Eiweiß kaum bemerkbar. Der Großteil der Typ-2-Diabetiker hat noch genügend körpereigenes Insulin, um den späten Anstieg nach einer kohlenhydratreduzierten, eiweißreichen und fettbetonten Mahlzeit abzufangen.

Der therapeutische Vorteil mag bei Typ-1-Diabetes kleiner sein, aber ohne Frage bereichert LOGI die Lebensqualität. Nie war es so einfach, den Blutzucker flach zu halten, gut zu essen, dabei sein Gewicht zu halten oder so genussvoll Gewicht zu verlieren wie mit LOGI.

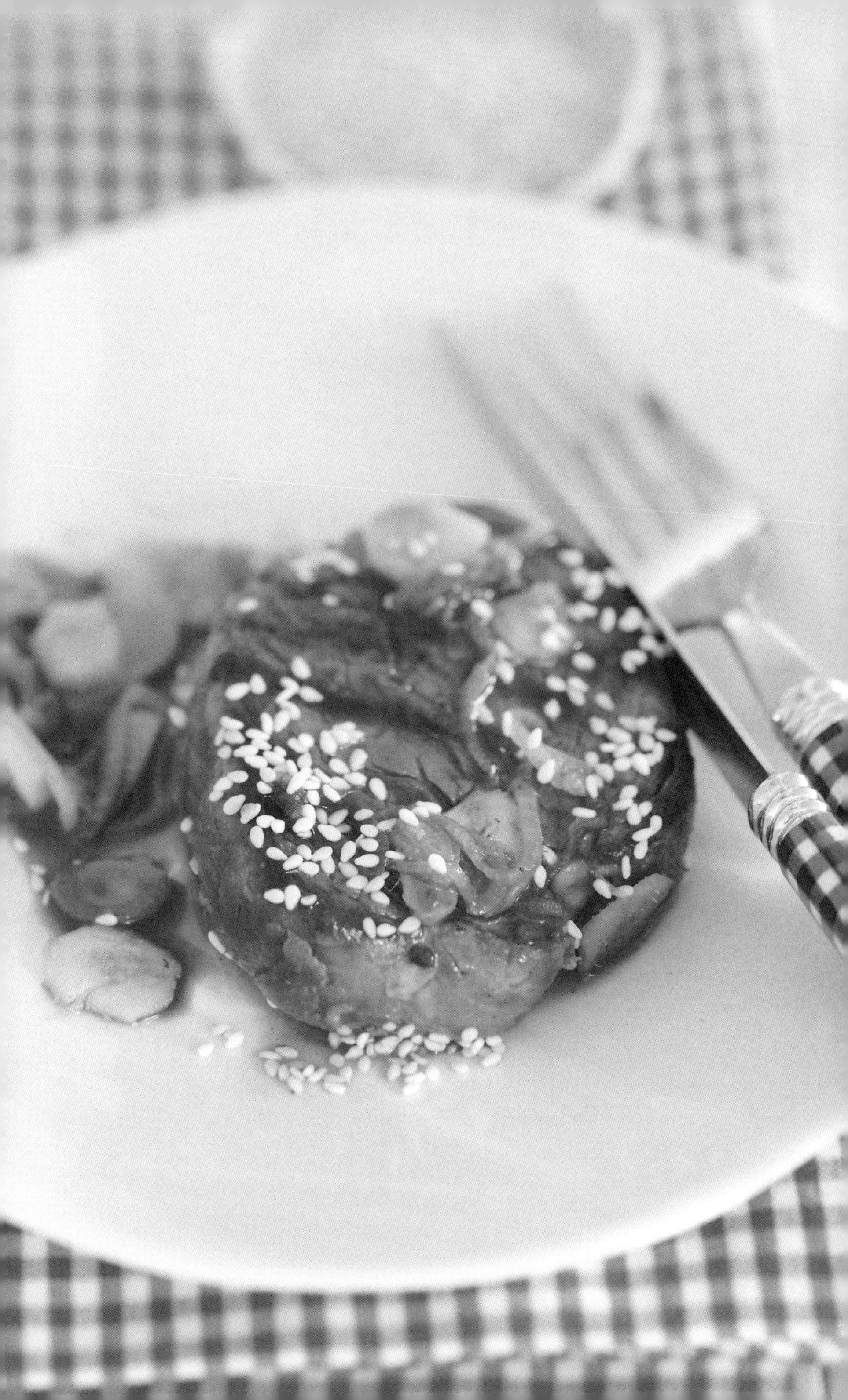

Übungen zur Insulindosisanpassung

Warum legt das Diabetesteam so einen großen Wert auf das Führen eines Blutzuckertagebuchs? Reicht es nicht, dass man jeden Tag seinen Blutzucker misst und mehrmals täglich Insulin spritzt? Muss das tatsächlich auch noch alles dokumentiert werden? Ich reihe mich nahtlos ein und gebe zu, dass auch ich es sehr mühsam finde, ein Blutzuckertagebuch zu führen. Aber glauben Sie mir, Sie machen das nicht, weil Ihr Diabetesteam Sie ärgern will, sondern weil es sehr viel einfacher ist, bei Problemen eine Lösung zu finden und die Therapie anzupassen.

Zudem ist die Dokumentation in erster Linie gar nicht für die Ärzte bestimmt, sondern für Sie. Sie sollen aus Ihren Aufzeichnungen Schlüsse ziehen und gegebenenfalls Änderungen vornehmen. Gute Aufzeichnungen erleichtern es, Trends zu erkennen und Maßnahmen zu ergreifen. Erkennen Sie beispielsweise den Trend, dass Sie jeden Mittag einen hohen Blutzuckerwert haben, müssen Sie nicht bis zum nächsten Arzttermin warten, sondern können Ihre Insulindosis selbstständig verändern. Vorausgesetzt, Sie sind sich sicher in dem, was Sie tun und können die Konsequenzen einschätzen. Sind Sie unsicher und trauen sich nicht alleine, eine Änderung vorzunehmen, ist es überhaupt nicht verwerflich, sondern ratsam, sein Diabetesteam um Hilfe zu bitten.

Versuchen Sie sich einmal an den folgenden Beispielen. Probieren Sie, Ihr eigener Arzt zu sein und beurteilen Sie diese Blutzuckertagesprofile. Überlegen Sie, welche Veränderungen Sie vornehmen würden und wie Sie diese begründen.

Als Hilfestellung die wichtigsten Regeln zur Dosisanpassung.

Regeln zur Insulindosisanpassung

- Verändert wird immer das ursächliche Insulin! (das dem Ereignis zuvor gespritzte Insulin)
- Die Dosis wird in kleinen Schritten angepasst!
- Auf einen Wert erfolgt keine Dosisanpassung! (mindestens drei Werte)
- Nicht zwei Dinge auf einmal verändern!
- Jeder hohe oder niedrige Wert erfordert die Ursachenforschung. Ist der Wert erklärbar, erfolgt keine Dosisanpassung!
- Dosisanpassungen erfolgen auf Dauer. Kurzfristige Änderungen werden als Korrektur bezeichnet!
- Jede Änderung im Tagebuch notieren und dem Diabetesteam mitteilen!

Hypoglykämie am Nachmittag

	Insulineinheiten				Blutzuckerwerte in mg/dl							Bemerkungen
	früh: 2 BE	mittags: 2 BE	abends: 2 BE	spät	vor Frühstück	2 Stunden danach	vor Mittagessen	2 Stunde danach	vor Abendessen	2 Stunden danach	spät	Insulin: Humalog und Levemir
Mo	8	6	8 + 1	18	91		110		170		123	15:00 BZ 63 mg/dl, zittrig + 2 BE Saft
Di	8	6	8 + 1	18	110		122		192		135	16:00 BZ 71 mg/dl, + 1 BE Saft
Mi	8	6	8 + 2	18	128		96		218		123	15:00 BZ 61 mg/dl, zittrig + 2 BE Saft
Do	8	4	8	18	99		107	125	115		118	
Fr	8	4	8	18	87		110		122		127	

Beurteilung: An mehreren aufeinanderfolgenden Tagen kommt es am Nachmittag zu einer Unterzuckerung.

Ursachenforschung:

- Beim Mittagessen verschätzt? Waren es weniger als 2 BE?
- Mehr Bewegung als üblich?

Wenn keiner dieser Gründe zutrifft, sollte die Dosis zum Mittagessen angepasst werden.

Maßnahme: Reduzierung der Insulindosis zum Mittagessen. Die Dosisreduktion wird mit einer Blutzuckermessung zwei Stunden nach dem Mittagessen überprüft.

Erklärung: Die Dosis zum Mittagessen war zu hoch und provozierte Unterzuckerungen am Nachmittag. Sie ist der Auslöser für den höheren Blutzucker vor dem Abendessen. Häufige Unterzuckerungen erschweren eine Gewichtsabnahme. Jede Unterzuckerung führt zu einer zusätzlichen Kalorienaufnahme. 2 BE Saft enthalten circa 80 Kalorien.

Hoher Blutzucker vor dem Schlafengehen

	Insulineinheiten				Blutzuckerwerte in mg/dl							Bemerkungen
	früh: 2 BE	mittags: 2 BE	abends: 2 BE	spät	vor Frühstück	2 Stunden danach	vor Mittagessen	2 Stunden danach	vor Abendessen	2 Stunden danach	spät	Insulin: Lantus und Apidra
Mo	16	10	12	33	115		99		107		144	
Di	16	10	12	33 +2	130	122	110		96		226	
Mi	16	10	12	33 +2	128		102	133	152		242	
Do	16	10	12	33 +1	135		87		99		187	10:00 20 Min. Radfahren
Fr	16	10	14	33	105		95		116		126	
Sa	16	10	14	33	112		100		131		119	

Beurteilung: An mehreren aufeinanderfolgenden Tagen wird vor dem Schlafengehen ein zu hoher Blutzucker gemessen.

Ursachenforschung:

- Beim Abendessen verschätzt? Waren es mehr BE?
- Nach dem Abendessen noch zusätzlich ohne zu spritzen etwas gegessen?
- Kohlenhydrathaltiges getrunken?
- Spritzfehler?
- Weniger Bewegung?

Wenn keiner dieser Gründe zutrifft, sollte die Dosis zum Abendessen angepasst werden.

Maßnahme: Erhöhung der Insulindosis zum Abendessen. Die neue Standardinsulindosis für 2 BE zum Abendessen sind 14 Einheiten Apidra.

Erklärung: Der höhere Blutzuckerwert vor dem Schlafengehen liegt nicht im Zielbereich. Die (ursächliche) Insulindosis zum Abendessen wird erhöht. Der Blutzucker vorm Schlafengehen wurde korrekt mit Apidra und nicht mit Lantus korrigiert. Mit dem Basalinsulin (Lantus) wird nicht korrigiert.

Hoher Nüchternwert

	Insulineinheiten				Blutzuckerwerte in mg/dl							Bemerkungen
	früh: 2 BE	mittags: 2 BE	abends: 2 BE	spät	vor Frühstück	2 Stunden danach	vor Mittagessen	2 Stunden danach	vor Abendessen	2 Stunden danach	spät	Insulin: Lantus und Liprolog
Mo	10	6	8	38	145		156	121	99		136	
Di	10 +2	6	8	38	204		108		115		133	
Mi	10 +2	6	8	38	235		95		100		125	9:00 40 Min. Walken, 2:00 BZ 65 mg/dl
Do	10 +1	6	8	34	194		108		94		117	2:00 BZ 98 mg/dl
Fr	10	6	8	34	109		85	112	99		90	spät + 1 BE Schokolade
Sa	10	6	8	34	100		87		110		119	

Beurteilung: An mehreren aufeinanderfolgenden Tagen ist der Nüchternblutzucker zu hoch.

Ursachenforschung:

- Nächtliche Unterzuckerung mit Gegenregulation?
- Zu wenig Insulin?
- Spritzfehler?
- Zusätzliche Spätmahlzeit?

Wenn keiner dieser Gründe zutrifft, sollte die Lantus-Dosis erhöht werden.

Maßnahme: Das Lantus wird nicht erhöht, da die nächtliche Blutzuckermessung zeigt, dass der Blutzucker in der Nacht viel zu tief ist. Die Lantus-Dosis wird reduziert. Überprüfung der Dosisanpassung durch eine weitere Blutzuckermessung um 2:00 Uhr. Um 2:00 Uhr sollte der Blutzucker nicht unter 80 mg/dl sein.

Erklärung: Die Ursache der hohen Nüchternwerte sind nächtliche Unterzuckerungen. Durch die Gegenregulation der Leber steigt der Blutzucker zu hoch an und muss morgens mit Liprolog korrigiert werden. Die geringere Menge Lantus sorgt dafür, dass der Blutzucker nachts nicht zu tief sinkt und eine Gegenregulation verhindert wird. Die Kontrollmessung um 2:00 Uhr nach der Dosisanpassung zeigt, dass der Blutzucker mit 98 mg/dl im Zielbereich liegt und um die korrekte Menge reduziert wurde.

Niedriger Blutzucker nach Bewegung

	Insulineinheiten				Blutzuckerwerte in mg/dl							Bemerkungen
	früh: 2 BE	mittags: 2 BE	abends: 2 BE	spät	vor Frühstück	2 Stunden danach	vor Mittagessen	2 Stunden danach	vor Abendessen	2 Stunden danach	spät	Insulin: Levemir und Humalog montags 9:30 Schwimmen mittwochs 14:00 Tanzkurs
Mo	10	8	8	22	122		66		110		102	2 BE Saft vor dem Mittagessen
Di	10	8	8	22	110		98		132		114	
Mi	10	8	8	22 +1	109		100		56		180	2 BE Saft vor dem Abendessen
Do	10	8	8	22	128		130		118		109	
Mo	10	8 −1	8	22	113		54		152		125	2 BE Saft vor dem Mittagessen
Di	10	8	8	22	90		87		112		131	
Mi	10	8	8 +1	22	118		120		167		122	17:00 BZ 61 mg/dl +2 BE Saft
Do	10	8	8	22	99		116		87		110	
Mo	10	8	8	22	106		91		107		119	9:15 2 BE Saft als Sport-BE

Beurteilung: An den Sporttagen ist der Blutzucker nach dem Sport regelmäßig zu niedrig.

Ursachenforschung:

- Wurde die Therapie korrekt an die Bewegung angepasst?

Nein! Es wurde weder das Insulin vor der Bewegung reduziert noch eine Sport-BE eingenommen.

Maßnahmen: Am letzten Montag wurden vor dem Schwimmen 2 BE Saft als Sport-BE getrunken. Der Blutzucker blieb im Rahmen, und es folgte keine Unterzuckerung. Die Therapie muss bei zusätzlicher Bewegung angepasst werden. Entweder wird die Insulindosis reduziert oder es müssen zusätzliche Kohlenhydrate als Sport-BE vor der Bewegung eingenommen werden. Bei geplanter Bewegung ist es sinnvoller, das Insulin zu reduzieren, als weitere Kohlenhydrate zu essen. Jede Kalorie geht in die Kalorienbilanz ein.

Erklärung: Durch die fehlende Therapieanpassung wurden Unterzuckerungen provoziert. Das Beispiel zeigt, wie jede Unterzuckerung zur Instabilität des Blutzuckerverlaufs beiträgt und weitere Korrekturen erfordert.

Niedriger Blutzucker nach Frühstück

	Insulineinheiten				Blutzuckerwerte in mg/dl							Bemerkungen
	früh: 2 BE	mittags: 2 BE	abends: 2 BE	spät	vor Frühstück	2 Stunden danach	vor Mittagessen	2 Stunden danach	vor Abendessen	2 Stunden danach	spät	Insulin: Lantus und Apidra
Mo	16	10	12	16	87		116		108		130	
Di	16	10	12	16	100	55	96		100		118	*) BZ 55 mg/dl + 2 BE Saft
Mi	14	10	12	16	120	72	104		96		100	*) BZ 72 mg/dl + 1 BE Saft
Do	12	10	12	16	85	66	150		122		110	*) BZ 62 mg/dl + 2 BE Saft
Fr	0	10	12	16	100	102	110		114		101	*)
Sa	0	10	12	16	82		94		99		120	*)
So	16	10	12	16	99		120		101		131	Sonntagsfrühstück mit 2 BE

*) Frühstück ohne Kohlenhydrate

Beurteilung: Das Weglassen der Kohlenhydrate zum Frühstück führt zu einer Unterzuckerung am Vormittag.

Ursachenforschung: Die Ursache liegt eindeutig in der Nichtanpassung der Insulinmenge zum Frühstück.

Maßnahmen: Die Insulindosis zum Frühstück muss an die reduzierte Kohlenhydrataufnahme angepasst werden.

Erklärung: Der Montag und der Sonntag zeigen, dass 16 Einheiten zum Frühstück die passende Dosis für 2 BE ist. Werden die Kohlenhydrate weggelassen und das Insulin nicht reduziert, provoziert das eine Unterzuckerung.

Im Beispiel wird das Insulin zuerst in kleinen Schritten angepasst, um dann mutig das Insulin zum Frühstück komplett wegzulassen. Der gute Blutzuckerverlauf zeigt, dass auf die Spritze zum Frühstück verzichtet werden kann, wenn keine Kohlenhydrate gegessen werden. Beim Sonntagsfrühstück mit 2 BE müssen 16 Einheiten Apidra gespritzt werden.

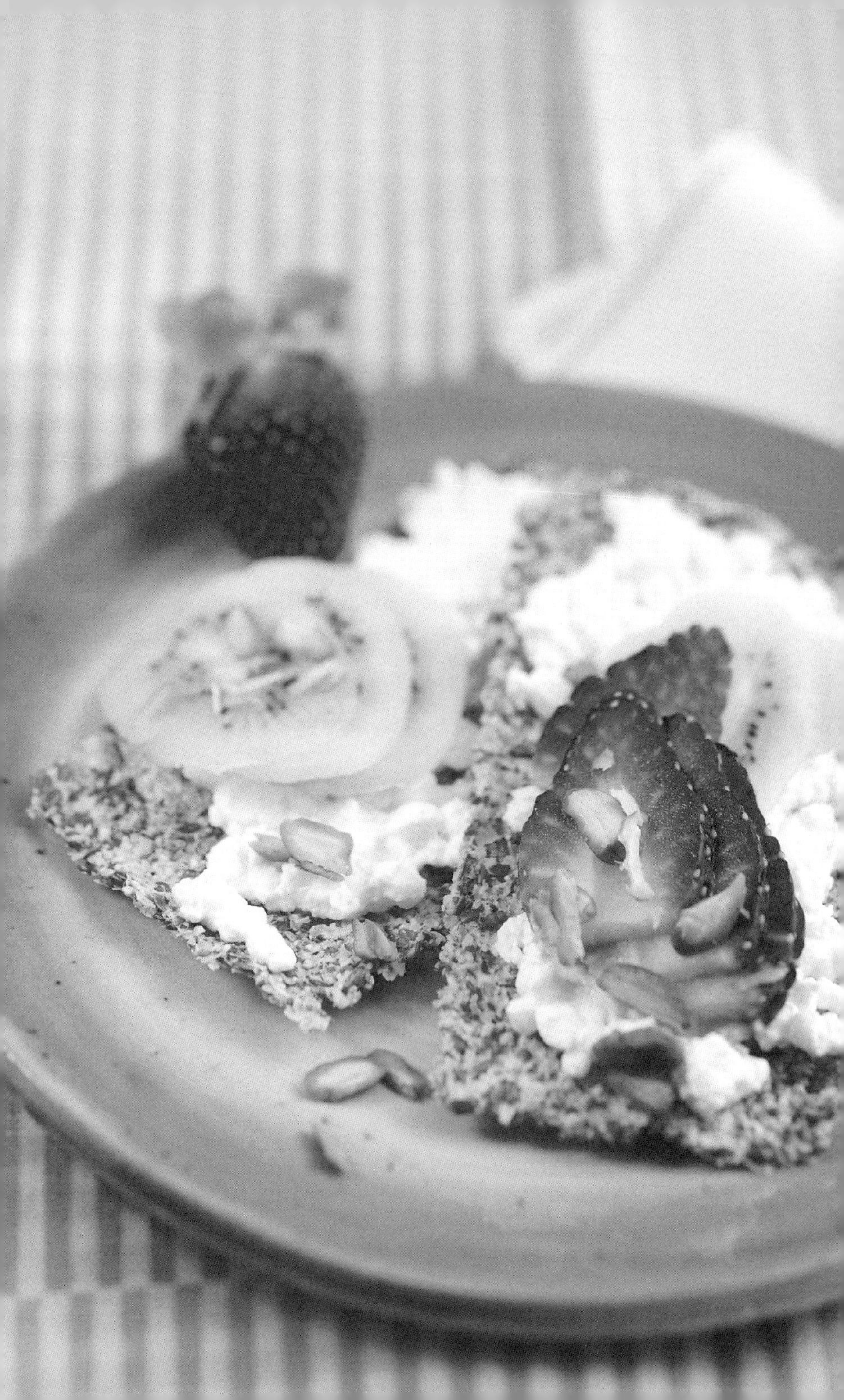

Diät war gestern – heute ist LOGI

Wie fühlen Sie sich? Gehen Sie in Gedanken schon Kühlschrank und Vorratskammer durch und planen Ihre ersten LOGI-Mahlzeiten? Oder zögern Sie noch? Haben Sie immer noch Zweifel, dass es tatsächlich so einfach sein kann, den Blutzucker gut zu steuern und ohne zu hungern Gewicht zu verlieren? Fällt Ihnen nichts ein, was Sie zum Essen zubereiten könnten, da ohne Brot, Nudeln, Reis und Kartoffeln ja nichts übrig bleibt? Haben Sie Angst, etwas falsch zu machen? Die Angst, etwas falsch zu machen, ist vollkommen unbegründet. LOGI gibt nur Empfehlungen und keine Richtlinien, wie Sie es eventuell von früheren Diäten kennen. Es gibt weder Punkte noch »verbotene« Lebensmittel. LOGI braucht auch keine festen Regeln, was die Mahlzeitenverteilung oder die Pausen zwischen den Mahlzeiten betreffen. LOGI braucht nur die Pyramide. Sie ist die bildliche Umsetzung der Empfehlungen. Die allgemeinen Ansprüche an eine gesunde Ernährung sind auch bei LOGI nicht anders. Gemüse sollte frisch oder tiefgefroren die Basis Ihrer Ernährung darstellen und nicht aus der Dose kommen. Fertiggerichte, bei denen Sie nur auf die Kohlenhydrate verzichten, zählen ebenso nicht zu einer gesunden Ernährung.

Keine Angst, Sie müssen nicht kochen können wie Paul Bocuse oder unheimlich kreativ in der Küche sein. LOGI funktioniert mit den konventionellen Lebensmitteln und braucht keine besonderen Zutaten oder Kochkünste. Sie müssen sich nur die Zeit für Veränderungen gönnen. Der Mensch ist ein Gewohnheitstier. Jahrzehntelang antrainierte Ernährungsgewohnheiten lassen sich schwer ablegen, aber Sie müssen auch nichts überstürzen. Sie müssen sich nur auf LOGI einlassen und

Neues ausprobieren. Sie bekommen schnell ein Feedback, ob Sie die Empfehlungen richtig umsetzen. Beobachten Sie Ihre Blutzuckerwerte und Ihr Gewicht. Sie werden sehen, mit LOGI ist es wirklich so einfach wie versprochen!

Niemand erwartet von Ihnen, dass Sie im Handumdrehen Ihre Ernährung perfekt umstellen. Lassen Sie sich so viel Zeit, wie Sie benötigen, um mit einem guten Gefühl bei LOGI anzukommen. Je genauer Sie die Empfehlungen umsetzen, desto größer wird der Erfolg für Ihr Gewicht, Ihren Diabetes und Ihre Gesundheit sein, aber brechen Sie nichts übers Knie, indem Sie sich überfordern und zu viel von sich verlangen. Sie haben Zeit, niemand drängt Sie, schneller umzustellen. Jedes Kohlenhydrat, das Sie einsparen, freut Ihren Blutzucker und Ihren HbA_{1c}-Wert. Ihr Arzt wird Ihnen spätestens bei der nächsten Quartalsuntersuchung bestätigen, dass Sie auf dem richtigen Weg sind.

Ganz gleich, ob Sie es kaum erwarten können zu starten oder Sie noch ein wenig unsicher sind, wie Sie anfangen sollen, gehen Sie zuvor die LOGI-Checkliste durch, die zeigt, ob Sie gut gerüstet sind für LOGI.

LOGI-Check

- Ich weiß, dass Gemüse und Salate die Basis meiner Ernährung sind!
- Ich kenne die Quellen für »gute« Fette!
- Ich weiß, mit der Fettmenge umzugehen!
- Ich weiß, dass Eiweiß nicht nur in Fleisch und Wurst zu finden ist!
- Ich weiß, mit den Kohlenhydraten umzugehen!
- Ich weiß, dass Fertiggerichte nicht LOGIsch sind!
- Ich weiß, dass LOGI keine Crashdiät ist!
- Ich weiß, meine Medikamente an LOGI anzupassen!
- Ich weiß, dass Unterzuckerungen auch bei LOGI nur mit »schnellen« Kohlenhydraten (Traubenzucker, Saft) behandelt werden!
- Ich weiß, dass Bewegung wichtig ist!

Schlemmen Sie sich schlank mit LOGI

Sie sind LOGI-fit? Gut! Dann steht der erfolgreichen Umstellung nichts mehr im Weg. Ich wünsche Ihnen, dass auch Sie, wie schon so viele Diabetiker vor Ihnen, erleben, wie viel Freude eine Ernährungsumstellung machen kann. Dass Sie Herzklopfen vor der nächsten Blutentnahme haben. Nicht aus Angst, wie hoch der HbA_{1c}-Wert ist, sondern vor Erwartung, wie weit er gesunken ist. Nicht durch ein neues Medikament, sondern durch genussvolles Essen.

Jetzt habe ich Sie genug gebremst. Wenn Sie durchstarten möchten, will ich Sie nicht mehr länger aufhalten. Sind Sie noch unsicher, LOGI im Alleingang umzusetzen, können Sie sich an dem folgenden Ernährungsplan orientieren.

Trauen Sie sich, fangen Sie einfach an, und spüren Sie, wie gut es schmecken kann, sich gesund zu ernähren, den Blutzucker zu steuern und dabei auch noch Gewicht zu verlieren.

> ***Hinweis:* Die Rezepte mit Bildern sind eine kleine Auswahl aus den LOGI-Kochbüchern, die bei systemed erschienen sind.**

Tag 1

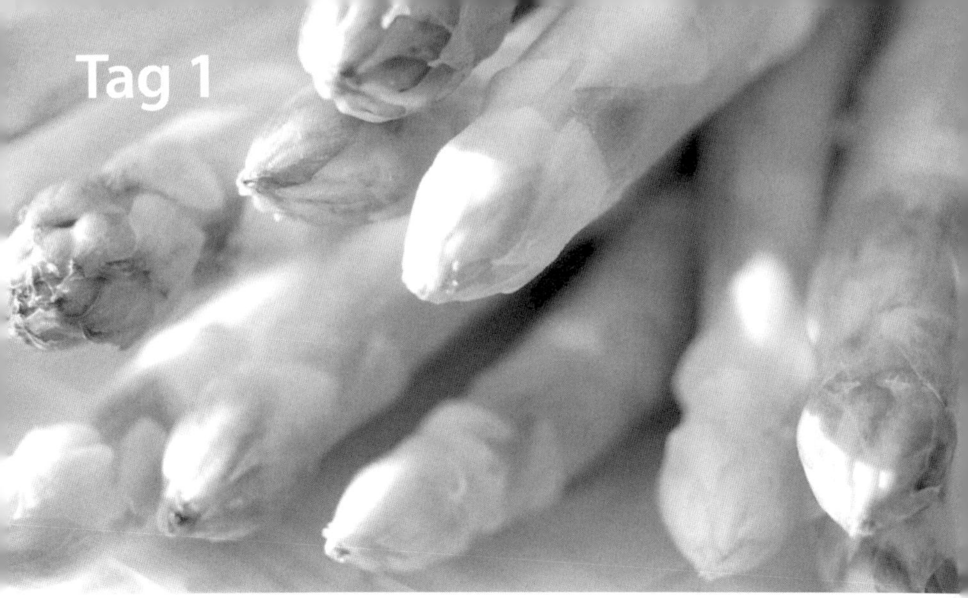

Wie wäre es mit frischem Spargel zum Mittagessen? (Seite 66)

Frühstück

Guten-Morgen-Brötchen

- ✓ 20 g Butter
- ✓ 1 Frühstücksei
- ✓ 4 Scheiben Lachsschinken oder 1 TL Marmelade (ca. 20 g)
- ✓ 1 Roggen-Vollkornbrötchen (ca. 60 g)
- ✓ Salatgurke, Tomaten

Die Butter auf das Brötchen streichen, mit dem Lachsschinken belegen oder mit der Marmelade bestreichen. Die Salatgurke und die Tomaten in Scheiben schneiden, mit Kräutersalz würzen und auf einem Teller anrichten.

Nährwertangabe: ohne Marmelade 2 BE, mit Marmelade 3 BE

Mittagessen

Schinken-Spargel-Röllchen

- ✓ 12 Stangen grüner Spargel
- ✓ 1 Prise Zucker
- ✓ 1 TL Rapsöl
- ✓ 100 g Frischkäse
- ✓ 1 TL Zitronensaft
- ✓ 1 Beet Kresse
- ✓ 4 Scheiben gekochter Schinken (ohne Fettrand)
- ✓ Salz, weißer Pfeffer
- ✓ 1 Roggen-Vollkornbrötchen (60 g) als Beilage

Das untere Drittel der Spargelstangen abschneiden. Die Spargelschalen 20 Minuten in 1 Liter Wasser köcheln lassen, mit einem Schaumlöffel die Spargelschalen herausheben. Zucker und Öl in den Spargelsud geben. Den Spargel im siedenden Sud rund 10 Minuten garen. Herausheben und abtropfen lassen. Den Frischkäse mit Zitronensaft glatt rühren. Mit Salz und Pfeffer abschmecken. Die Kresse waschen und trocken tupfen, unter die Käsecreme rühren. Den Schinken mit der Käsecreme bestreichen, mit je 3 Stangen Spargel belegen und aufrollen. Bis zum Verzehr luftdicht verpacken und kühl stellen.

Tipps:** **Wird das Brötchen nicht gegessen, ist die Mahlzeit BE-frei. Das Brötchen kann auch gegen zwei mittelgroße Kartoffeln (160 g = 2 BE) getauscht werden.

Nährwertangabe: 2 BE

Abendessen

Rindersteak auf Feldsalat

- ✓ 180 g Rindersteak
- ✓ 1 EL Rapsöl
- ✓ 20 g Kräuterbutter
- ✓ 75 g Feldsalat
- ✓ 200 g saure Sahne
- ✓ 150 g Joghurt (1,5 % Fett)
- ✓ 1 TL Mayonnaise
- ✓ 1 TL Senf
- ✓ 1 EL Ketchup
- ✓ 1 kleine Knoblauchzehe
- ✓ Salz, Pfeffer, Zucker, Cayennepfeffer, Paprikapulver, Muskatnuss

Für das Dressing die saure Sahne, Joghurt, Mayonnaise, Ketchup und Senf verrühren. Die Knoblauchzehe fein hacken und dazugeben. Mit einer Prise Salz, Pfeffer, Cayennepfeffer, Muskatnuss, Zucker und Paprika abschmecken. Kalt stellen und gut durchziehen lassen.

Den Feldsalat von den Wurzeln zupfen, waschen und gut abtropfen lassen. Rapsöl in einer Pfanne erhitzen. Das Steak jeweils 2–3 Minuten auf jeder Seite braten. Anschließend salzen und pfeffern. Das Steak in Alufolie wickeln und 5 Minuten ruhen lassen.

Den Feldsalat auf einem Teller anrichten, kurz vor Verzehr das Dressing über den Salat geben und mit dem Steak und der Kräuterbutter servieren.

> ***Tipp:* Das Dressing schmeckt am besten, wenn es ein paar Stunden zuvor zubereitet wird und gut durchzieht. Das Dressing ist ausreichend für 150 g Feldsalat. Es kann gut verschlossen ein paar Tage im Kühlschrank aufbewahrt werden.**

Nährwertangabe: 2 BE

Tag 2

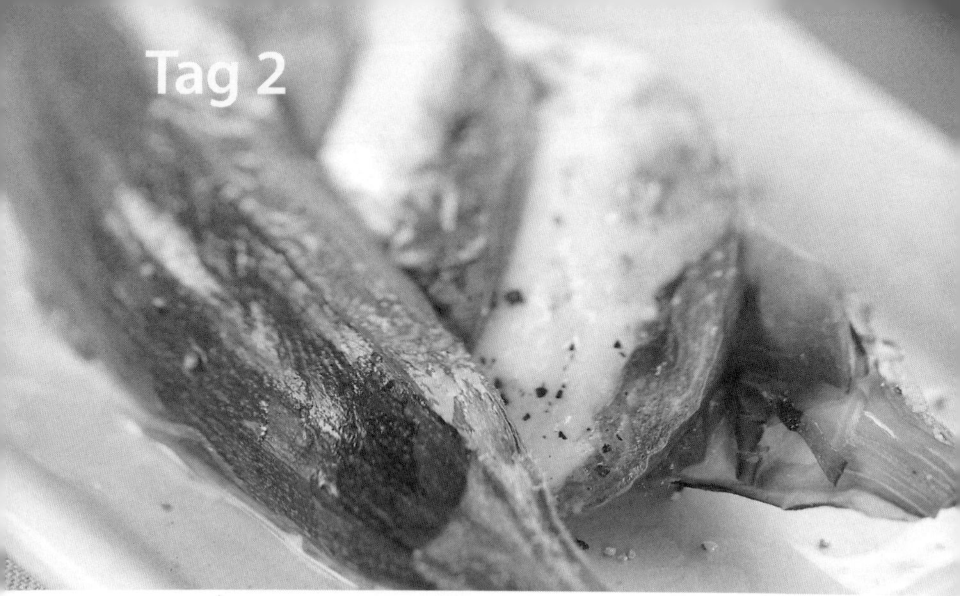

Gefüllte Zucchini mit Parmaschinken (Seite 69)

Frühstück

Tomatenbrot

- ✓ 1 hart gekochtes Ei
- ✓ 1 Tomate
- ✓ ¼ Salatgurke
- ✓ 100 g Hüttenkäse
- ✓ Schnittlauch
- ✓ Salz, Pfeffer
- ✓ Roggen-Vollkornbrot (60 g)

Ei, Gurke und Tomate in dünne Scheiben schneiden. Schnittlauch in kleine Röllchen schneiden, mit dem Hüttenkäse vermischen und auf das Brot streichen. Das Brot abwechselnd mit Tomate, Ei und Gurke belegen. Mit Salz und Pfeffer würzen.

Nährwertangabe: 2 BE

Mittagessen

Gefüllte Zucchini mit Parmaschinken

- ✓ 1 mittelgroße Zucchini
- ✓ 100 g Tomaten
- ✓ 100 g Mozzarella
- ✓ 30 g Parmaschinken
- ✓ 1 TL Olivenöl
- ✓ Salz, Pfeffer

Zucchini längs halbieren und nur ein wenig aushöhlen. Tomaten und Mozzarella in Scheiben schneiden. Backofen auf 180 °C vorheizen. Die Zucchinihälften mit Salz und Pfeffer würzen. Den Schinken gleichmäßig auf einer Zucchinihälfte verteilen. Die Tomaten und die Mozzarellascheiben dachziegelartig darauf anordnen. Mit der zweiten Zucchinihälfte bedecken. Die obere Zucchinihälfte mit Öl bepinseln und auf Alufolie im Ofen bei 180 °C 30 Minuten backen.

> ***Tipp:* Eine Scheibe Roggen-Vollkornbrot (60 g = 2 BE) dazu ist möglich. Ruhig mal probieren, ob das Brot sein muss.**

Nährwertangabe: BE-frei

Abendessen

Lamm im Salatbett

- ✓ 2 kleine Lammsteaks
- ✓ 10 g Kräuterbutter
- ✓ 1 EL Olivenöl
- ✓ 75 g Feldsalat
- ✓ 75 g Rucola
- ✓ 250 g Rote-Bete-Kugeln (vorgekocht aus Paket)
- ✓ kleine Handvoll Walnüsse
- ✓ Parmesan am Stück
- ✓ 1 EL Aceto balsamico
- ✓ 1 EL Olivenöl
- ✓ 1 EL Walnussöl
- ✓ Salz, Pfeffer, Prise Zucker

Öl in der Pfanne erhitzen. Die Lammsteaks auf beiden Seiten kurz scharf anbraten. Aus der Pfanne nehmen, salzen und pfeffern. Das Lamm in Alufolie wickeln und 20 Minuten bei 80 °C im Backofen ruhen lassen.

Währenddessen die Rote Bete in dünne Scheiben schneiden. Sind die Kugeln zu groß, nochmals halbieren. Aus Salz, Pfeffer, Essig, Zucker und Öl eine Vinaigrette rühren. Den Salat gut trocken schleudern. Salat und die Rote Bete in einer Schüssel mit dem Großteil des Dressings vermischen. Auf einem Teller anrichten. Mit dem Rest des Dressings beträufeln. Parmesan hobeln, ein paar Streifen über den Salat verteilen und mit grob zerhackten Walnüssen bestreuen. Das Lamm mit einem Stück Kräuterbutter versehen.

Nährwertangabe: 1 BE

Tag 3

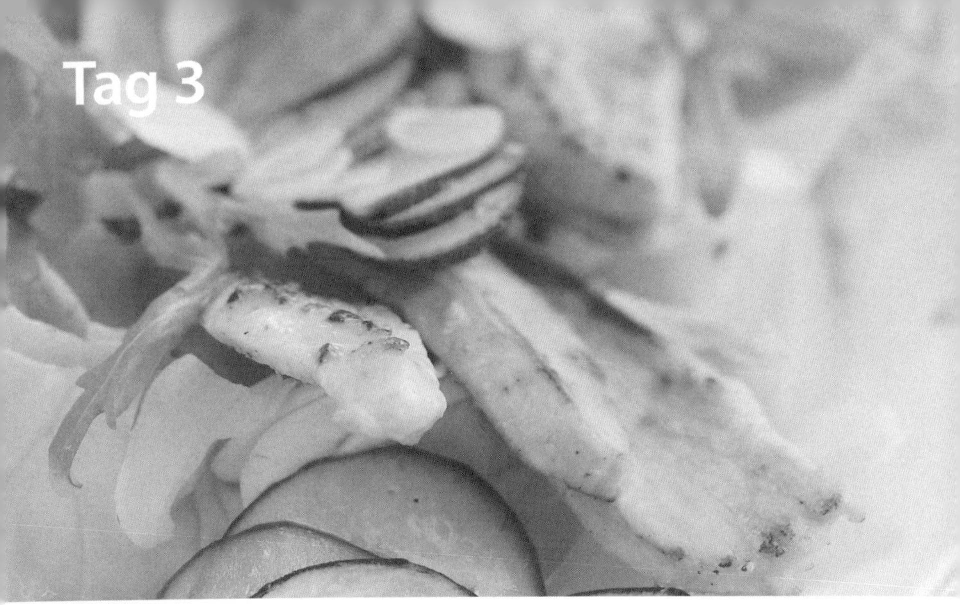

Bunter Salat mit Putenbrust (Seite 73)

Frühstück

Käsebrötchen

- ✓ 20 g Butter
- ✓ 1 Frühstücksei
- ✓ 1 Scheibe Käse
- ✓ 1 Roggen-Vollkornbrötchen (60 g)
- ✓ Salatgurke, Radieschen, Schnittlauch

Das Brötchen mit Butter bestreichen und mit der Käsescheibe belegen. Die Salatgurke und die Radieschen in Scheiben schneiden, mit Kräutersalz würzen und auf dem Käsebrötchen verteilen. Die restlichen Gemüsescheiben auf einem Teller mit Schnittlauch anrichten.

Nährwertangabe: 2 BE

Mittagessen

Lachs an Cashew-Knoblauch-Mix

- ✓ 1 TK-Lachsfilet
- ✓ 2 Lauchzwiebeln
- ✓ 1 Knoblauchzehe
- ✓ 2 EL Olivenöl
- ✓ 1 EL Paniermehl (20 g)
- ✓ 1 EL geröstete Cashewkerne
- ✓ Salz, Pfeffer, Cayennepfeffer

Den Lachs nach Packungsanweisung auftauen lassen. Die weißen und hellgrünen Teile der Lauchzwiebeln in grobe Ringe schneiden. Die Knoblauchzehe schälen. Zwiebeln, Knoblauch, Paniermehl, Cashewkerne zusammen mit 3–4 Prisen Salz und Cayennepfeffer im Mixer zerkleinern.

Olivenöl in einer kleinen Pfanne erhitzen. Den Nussmix bei geringer Hitze unter Rühren 4 Minuten rösten.

Das Lachsfilet kalt abwaschen, trocken tupfen und auf beiden Seiten mit Salz und Cayennepfeffer würzen. 1 EL Olivenöl in einer Pfanne erhitzen, den Lachs darin bei mittlerer Hitze auf jeder Seite 3 Minuten braten. Lachsfilet auf einem Teller anrichten. Nussmix auf dem Lachsfilet verteilen.

Nährwertangabe: 1 BE

Abendessen

Bunter Salat mit Putenbrust

- ✓ ½ kleiner Kopfsalat
- ✓ ½ kleiner Eichblattsalat
- ✓ ¼ Paket Rucola
- ✓ 6 Radieschen
- ✓ ¼ Salatgurke
- ✓ ½ gelbe Paprika
- ✓ 1 EL Weißweinessig
- ✓ ½ TL Senf
- ✓ ½ TL Salz
- ✓ 1 Prise Pfeffer
- ✓ ½ TL Honig
- ✓ 1 EL Rapsöl
- ✓ 1 EL Mandelblättchen
- ✓ 1 Putenschnitzel (150 g)
- ✓ 1 TL Olivenöl

Salate und Gemüse waschen, trocken schleudern und in mundgerechte Stücke zupfen. Gurke und Radieschen in feine Ringe schneiden. Paprika in feine Streifen schneiden. Salate und Gemüse auf einem Teller verteilen.

Für das Dressing Essig, Senf, Salz, Pfeffer und Honig gut verrühren. Das Rapsöl unterschlagen. Mandelblättchen in einer Pfanne ohne Öl unter Rühren rösten.

Putenschnitzel in fingerdicke Streifen schneiden. Olivenöl in einer Pfanne erhitzen und die Putenstreifen bei großer Hitze braten. Die Putenstreifen mit dem Dressing ablöschen. Putenstreifen aus der Pfanne nehmen, das Dressing aus der Pfanne über den Salat träufeln. Die Putenstreifen auf dem Salat anrichten und mit den gerösteten Mandelblättchen bestreuen.

Tipp:* *Es muss nicht aufgegessen werden!

Nährwertangabe: BE-frei (die geringe Menge Honig kann vernachlässigt werden)

Tag 4

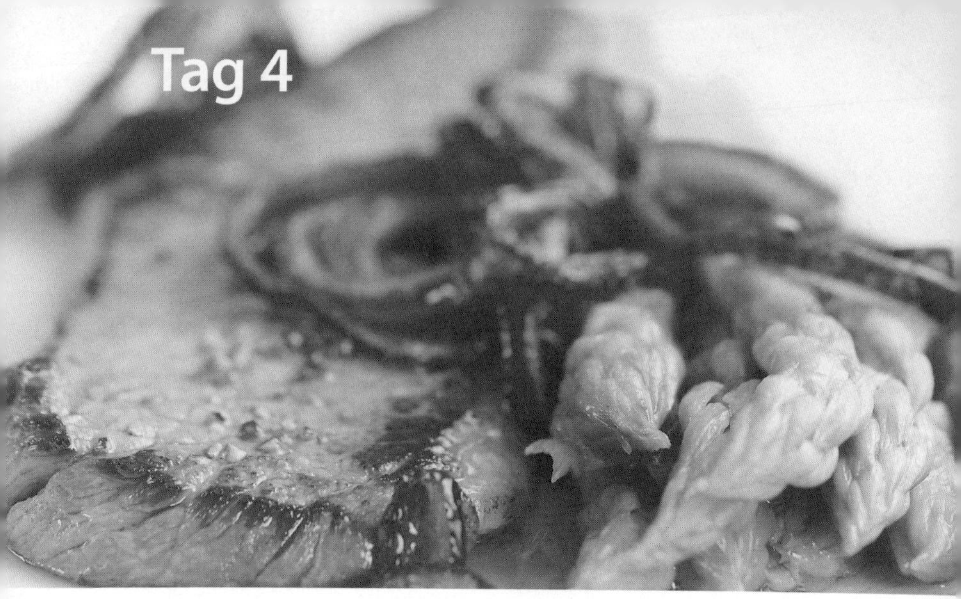

Rumpsteak mit Balsamicozwiebeln und gebratenem Spargel (Seite 75)

Frühstück

Frühstücksbrot mit Möhrencreme

- ✓ ½ Möhre
- ✓ 1 TL Zitronensaft
- ✓ Schnittlauch, Petersilie
- ✓ 40 g saure Sahne
- ✓ 1 TL gehackte Walnüsse
- ✓ Curry, Salz, Pfeffer
- ✓ 1 Ei
- ✓ 1 Scheibe Roggen-Vollkornbrot (60 g)

Das Frühstücksei kochen. Die Möhre grob raspeln und mit dem Zitronensaft mischen. Die Kräuter fein hacken. Die Hälfte der Möhrenraspeln mit der Hälfte der Kräuter und der sauren Sahne verrühren. Mit Salz, Pfeffer und Curry würzen. Die Creme auf das Brot schmieren. Mit den restlichen Möhrenraspeln, Kräutern und den gehackten Walnüssen garnieren.

Nährwertangabe: 2 BE

Mittagessen

Rumpsteak mit Balsamicozwiebeln und gebratenem Spargel

- ✓ 150 g rote Zwiebeln
- ✓ 3 TL Olivenöl
- ✓ 1 TL Honig
- ✓ 2 EL Orangensaft
- ✓ 3 EL Aceto balsamico
- ✓ 250 g grüner Spargel
- ✓ 1 EL Rapsöl
- ✓ 180 g Rumpsteak
- ✓ Salz, Pfeffer

Die Zwiebeln in Ringe schneiden. 1 TL Olivenöl in einer kleinen Pfanne erhitzen. Die Zwiebeln darin kurz braten. Honig, Orangensaft und 2 EL Essig zugeben. Die Zwiebeln bei geringer Hitze offen einkochen lassen. Mit Salz würzen. Währenddessen die holzigen Enden vom Spargel großzügig abschneiden. Den Backofen auf 75 °C vorheizen. 2 TL Olivenöl in einer Pfanne erhitzen. Den Spargel darin wenden, bis er Farbe annimmt. 1 EL Essig zugeben und den Spargel erneut darin wenden. Leicht salzen und pfeffern. Den Spargel auf einem Teller anrichten, mit Alufolie abdecken und im ausgeschalteten Ofen warm stellen. Das Rapsöl in einer Pfanne erhitzen. Das Steak darin auf beiden Seiten 2 Minuten braten. Danach salzen und pfeffern. Den Spargel aus dem Ofen nehmen und mit dem Steak servieren.

***Tipp:* Die Portion Spargel kann erhöht werden. Wird die Menge an Honig und Saft erhöht, muss das beachtet werden!**

Nährwertangabe: 1 BE

Abendessen

Feldsalat mit gratiniertem Sesam-Ziegenkäse

- ✓ 75 g Feldsalat
- ✓ 60 g Ziegenkäse von der Rolle
- ✓ 1 EL Sesamkörner
- ✓ ½ EL Honig
- ✓ 100 g Champignons
- ✓ 1 EL Olivenöl
- ✓ 80 g Cocktailtomaten
- ✓ 1 EL Aceto balsamico
- ✓ ½ TL Dijon-Senf
- ✓ Salz, Pfeffer

Backofen auf 180 °C vorheizen. Den Feldsalat von den Wurzeln zupfen, waschen und gut abtropfen lassen. Den Ziegenkäse in 1 cm dicke Scheiben schneiden, beidseitig dünn mit Honig bestreichen und im Sesam wälzen. Die Ziegenkäsetaler auf ein mit Backpapier ausgelegtes Backblech legen und backen, bis der Käse zu zerlaufen beginnt.

Die Champignons putzen und in feine Scheiben schneiden. 1 TL Öl in einer Pfanne erhitzen und die Champignons bei geringer Hitze darin andünsten. Mit Salz und Pfeffer würzen.

Die Tomaten waschen und halbieren. Den Feldsalat mit den Champignons und den Tomaten mischen und mit dem gratinierten Ziegenkäse auf 2 Tellern anrichten.

Für das Dressing den Essig mit einer Messerspitze Salz verrühren. Senf und Öl mit einem Schneebesen unterschlagen, bis es cremig ist. Wenn das Dressing zu dickflüssig ist, mit etwas Wasser verdünnen.

Das Dressing über den Salat träufeln. Mit Salz und Pfeffer würzen.

Nährwertangabe: 0,75 BE

Tag 5

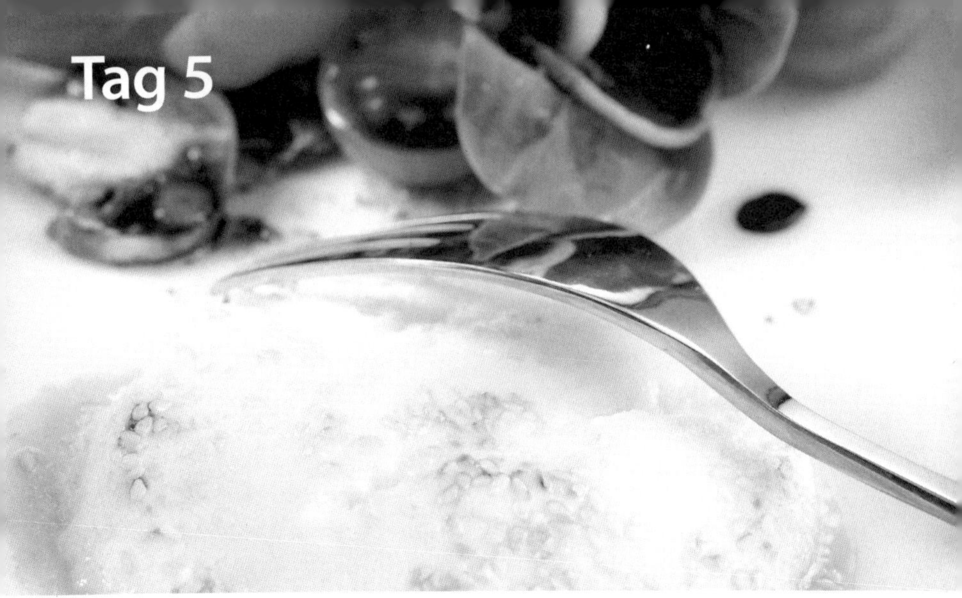

Feldsalat mit gratiniertem Sesam-Ziegenkäse (Seite 76)

Frühstück

Herzhaftes Roggenbrot

- ✓ ¼ kleine Zucchini
- ✓ 1,5 EL Quark
- ✓ 1 TL gemahlene Haselnüsse
- ✓ Petersilie
- ✓ Salz, Pfeffer
- ✓ 1 Scheibe Roggen-Vollkornbrot (60 g)

Brotscheibe kurz im Toaster anrösten. Petersilie hacken. Zucchini fein raspeln, mit den Haselnüssen und der Petersilie unter den Quark rühren. Mit Salz und Pfeffer würzen. Den Quark auf dem Brot verteilen.

Nährwertangabe: 2 BE

Mittagessen

Scharfe Garnelen-Bohnen-Pfanne

- ✓ 100 g TK-Garnelen
- ✓ 200 g grüne Bohnen
- ✓ 1 Knoblauchzehe
- ✓ 1 Chilischote
- ✓ 2 TL Olivenöl
- ✓ 100 g Cocktailtomaten
- ✓ ½ TL Sambal Oelek
- ✓ 100 g Feta
- ✓ Salz, Pfeffer

Garnelen auftauen lassen, kalt abbrausen und trocken tupfen. Von den Bohnen die Spitze und den Stielansatz abschneiden. 10 Minuten in kochendem Salzwasser garen. In einem Sieb kalt abschrecken und abtropfen lassen. Tomaten waschen und halbieren. Die Garnelen mit etwas Sambal Oelek einreiben. Knoblauch fein hacken. Chilischote längs aufschneiden, entkernen und in feine Ringe schneiden.

1 TL Öl in der Pfanne erhitzen. Knoblauch, Chili und Garnelen darin anbraten und herausnehmen. 1 TL Öl in die Pfanne geben und die Bohnen sowie die Tomaten kurz darin schwenken. Die Garnelen wieder zugeben und kurz auf kleiner Flamme mitgaren. Feta zerbröseln und über die Bohnen-Garnelen-Pfanne geben. Mit Salz und Pfeffer abschmecken.

Nährwertangabe: BE-frei

Abendessen

Italienischer Auberginenauflauf

- ✓ 1 große Aubergine
- ✓ 1 Zwiebel
- ✓ 1 Knoblauchzehe
- ✓ 1 EL Olivenöl
- ✓ 1 Dose stückige Tomaten (400 g)
- ✓ 100 g Mozzarella
- ✓ 20 g geriebener Parmesan
- ✓ Oregano, Basilikum
- ✓ Salz, Pfeffer

Den Backofen auf 200 °C vorheizen. Aubergine in nicht zu dünne Scheiben schneiden. Die Auberginenscheiben auf ein mit Backpapier ausgelegtes Backblech legen und von jeder Seite 5–7 Minuten backen, bis sie Farbe annehmen.

Währenddessen die Zwiebel in feine Ringe schneiden. Knoblauch fein hacken. Basilikumblätter in feine Streifen schneiden. Das Öl in einer Pfanne erhitzen. Zwiebeln und Knoblauch darin glasig dünsten. Die Tomaten zugeben, mit Salz, Pfeffer, Oregano und Basilikumstreifen würzen. 8–10 Minuten bei geringer Hitze offen einkochen lassen.

Mozzarella in dünne Scheiben schneiden. Eine Auflaufform mit wenig Öl einfetten, 2 EL Tomatensauce hineingeben, mit einer Schicht Auberginenscheiben belegen. Darauf in dieser Reihenfolge 2–3 EL Tomatensauce, Mozzarellascheiben, Parmesan schichten. Das Ganze so lange wiederholen, bis alle Zutaten verbraucht sind. Die oberste Schicht bilden Mozzarella und Parmesan. Im Backofen 15–20 Minuten backen.

Nährwertangabe: BE-frei

Tag 6

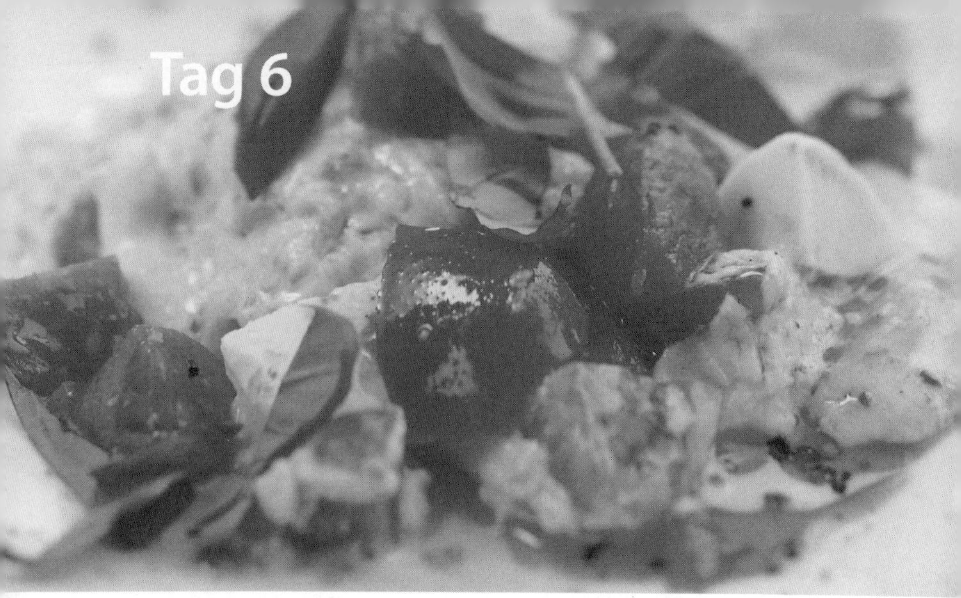

Tomatenrührei mit Mozzarella

Frühstück

Tomatenrührei mit Mozzarella

- ✓ 2 Tomaten
- ✓ 6 Basilikumblätter
- ✓ 125 g Mozzarella
- ✓ 2 Eier
- ✓ 2 EL Milch
- ✓ Salz, Pfeffer, Tabasco
- ✓ 1 ½ EL Olivenöl
- ✓ 1 TL Aceto balsamico
- ✓ 1 Scheibe Toast

Tomaten in kleine Würfel schneiden. Den Mozzarella ebenfalls fein würfeln. Basilikumblätter in feine Streifen schneiden. Eier, Milch, Salz, Pfeffer und einen Schuss Tabasco verquirlen. Tomaten, Basilikum und Mozzarella unterziehen. Öl in einer Pfanne erhitzen. Die Eiermischung bei mittlerer Hitze darin unter Rühren stocken lassen. Zum Schluss mit 1 TL Aceto balsamico beträufeln und das Rührei auf einem Teller servieren.

Nährwertangabe: 1 BE

Mittagessen

Warmer Bohnensalat

- ✓ 250 g grüne Bohnen
- ✓ 1 EL Olivenöl
- ✓ 2 EL Balsamico, weißer
- ✓ 1 TL Dijon-Senf
- ✓ 1 TL Honig
- ✓ Salz, Pfeffer
- ✓ 1 EL Rapsöl
- ✓ 180 g Rindersteak

Von den Bohnen die Spitze und den Stielansatz abschneiden. 10 Minuten in kochendem Salzwasser garen. In einem Sieb kalt abschrecken und abtropfen lassen.

Für das Dressing Olivenöl, Essig, Senf, Honig und eine Prise Salz und Pfeffer cremig schlagen.

Das Rapsöl in einer Pfanne erhitzen. Das Steak darin auf beiden Seiten je 2 Minuten braten. Danach salzen und pfeffern.

Das Dressing unter die Bohnen heben und mit dem Steak auf einem Teller anrichten.

Nährwertangabe: 0,75 BE

Abendessen

Bunter Salat

- ✓ ¼ Kopf Eisbergsalat
- ✓ ¼ Salatgurke
- ✓ 1 Tomate
- ✓ 6 Radieschen
- ✓ 1 rote Paprikaschote
- ✓ 5 schwarze Oliven
- ✓ 3 Lauchzwiebeln
- ✓ 60 g Feta
- ✓ 1 EL Aceto balsamico
- ✓ 2 EL Olivenöl
- ✓ ½ TL Senf
- ✓ Salz, Pfeffer
- ✓ Prise Zucker
- ✓ 10 g Butter
- ✓ Vollkornbrot (60 g)

Eisbergsalat, Salatgurke, Radieschen, Tomate, Paprika in mundgerechte Stücke schneiden. Lauchzwiebeln in dünne Ringe schneiden. Alles gut vermischen, Oliven dazugeben. Für das Dressing Essig mit Senf, Salz, Pfeffer und einer Prise Zucker gut verrühren. Öl dazugießen und nochmals gut verrühren. Dressing über den Salat gießen und gut vermischen. Feta über den Salat bröckeln. Brot mit Butter bestreichen und dazu servieren.

> ***Tipp:* Das Brot muss nicht gegessen werden. Ohne Brot ist das Abendessen BE-frei!**

Nährwertangabe: 2 BE

Tag 7

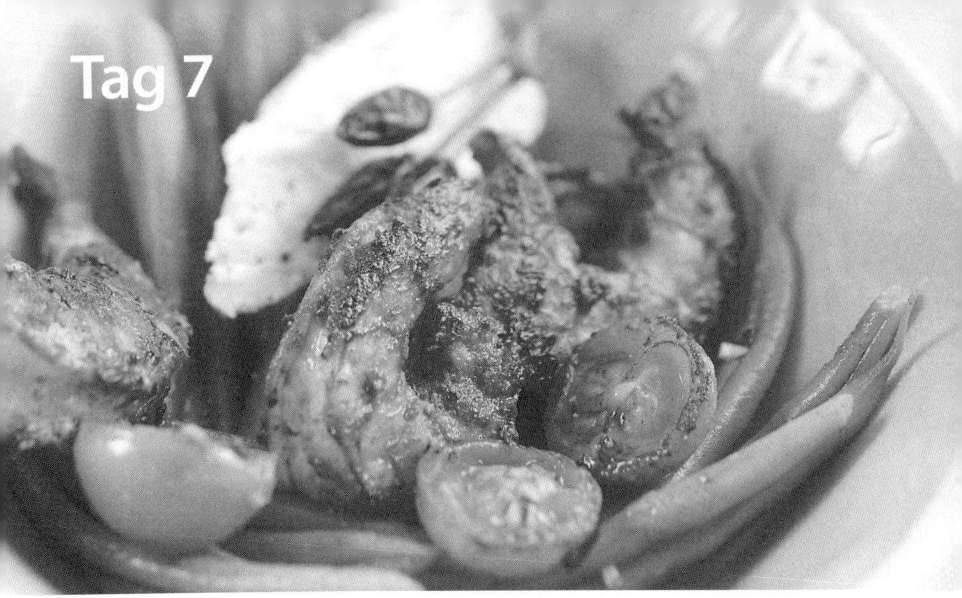

Scharfe Garnelen-Bohnen-Pfanne (Seite 78)

Frühstück

Schinkenbrötchen

- ✓ 20 g Butter
- ✓ 1 Ei
- ✓ 2 Scheiben roher Schinken (zum Beispiel Schwarzwälder oder Schinkenspeck) oder 1 TL Marmelade (ca. 20 g)
- ✓ 1 Roggen-Vollkornbrötchen (60 g)
- ✓ Salatgurke, Tomaten

Das Frühstücksei kochen. Den weißen Fettrand vom Schinken entfernen. Das Brötchen mit Butter bestreichen, mit dem Schinken belegen oder mit der Marmelade bestreichen. Die Salatgurke und die Tomaten in Scheiben schneiden, mit Kräutersalz würzen und auf einem Teller anrichten.

Nährwertangabe: ohne Marmelade 2 BE, mit Marmelade 3 BE

Mittagessen

Schweinefilet im Gemüsepäckchen

- ✓ ½ Möhre
- ✓ ½ Zucchini
- ✓ 1 kleine Tomate
- ✓ 2 Schweinemedaillons (jeweils ca. 60 g)
- ✓ 1 EL Rapsöl
- ✓ 1 TL Butterflocken
- ✓ Salz, Pfeffer
- ✓ 2 Zweige Estragon
- ✓ 4 EL Wildreis (ungekocht)

Backofen auf 200 °C vorheizen. Möhre und Zucchini in feine Stifte schneiden. Tomaten in Scheiben schneiden. Öl in der Pfanne erhitzen und die Schweinemedaillons leicht anbraten. Aus der Pfanne nehmen, salzen und pfeffern. Die Gemüsestifte in der Pfanne kurz andünsten. Mit Salz und Pfeffer würzen.

Jeweils 1 Schweinemedaillon mit der Hälfte der Gemüsestifte und den Tomatenscheiben belegt auf ein Stück Backpapier legen. Die Butterflocken auf den Medaillons verteilen. Mit den Estragonzweigen belegen. Die Päckchen gut mit Küchengarn verschließen und im Backofen circa 20 Minuten garen.

Reis nach Anleitung kochen und mit den Medaillons servieren.

Nährwertangabe: 2 EL gekochter Reis entsprechen 1 BE

Abendessen

Süßsaures Gemüse mit gebackenem Schafskäse

- ✓ 2 TL Olivenöl
- ✓ Basilikum
- ✓ 100 g Feta
- ✓ 1 gelbe Paprika
- ✓ 2 Tomaten
- ✓ 1 kleine Zucchini
- ✓ 1 Zwiebel
- ✓ 1 TL Honig
- ✓ 1 EL Balsamico, weiß
- ✓ 10 schwarze Oliven
- ✓ Salz, Pfeffer

Den Backofen auf 200 °C vorheizen. Basilikum in feine Streifen schneiden. Olivenöl, Basilikum, Salz und Pfeffer fein pürieren. Den Feta auf ein großes Stück Alufolie legen, mit 1 TL des Basilikumöls beträufeln. Die Alufolie oben und an den Seiten gut verschließen, sodass ein Päckchen entsteht. 30 Minuten auf mittlerer Schiene backen.

Inzwischen die Paprika in mundgerechte Stücke schneiden. Die Tomaten würfeln. Die Zucchini längs halbieren und in dünne Scheiben schneiden. Die Zwiebel fein würfeln. Die Oliven halbieren. Das Basilikumöl in der Pfanne erhitzen und das Gemüse darin bei mittlerer Hitze und geschlossenem Deckel schmoren lassen. Nach 5 Minuten Essig und Honig unterrühren. Mit Salz und Pfeffer würzen und die Oliven untermischen. Den Feta auf dem Gemüse servieren.

Nährwertangabe: 0,75 BE

Essen und Trimmen – beides muss stimmen

Die Wirksamkeit von körperlicher Aktivität bei Diabetes ist bewiesen. Die Realität sieht leider so aus, dass Bewegung als Therapiesäule angesprochen wird, mehr Energie und Zeit allerdings in Ernährungsberatungen investiert wird. Eher bekommen Sie eine weitere Ernährungsberatung als eine Bewegungsberatung. Ich möchte nicht versäumen, Ihnen beides gleichermaßen ans Herz zu legen. Für Ihren Diabetes sind LOGI und Bewegung ein unschlagbares Team! Wirkungsvoller als manches Medikament, das auf dem Markt ist.

Was passiert bei körperlicher Aktivität?

Bei körperlicher Aktivität wird, um die Muskelzellen ausreichend mit Energie zu versorgen, bei gleicher Menge Insulin mehr Glukose aus dem Blut herausgeholt. Der Blutzucker sinkt und der Körper wird insulinempfindlicher. Die Erhöhung der Insulinempfindlichkeit ist leider nur vorübergehend. Nach drei Tagen ohne Bewegung verlieren sich die positiven Effekte und der Körper wird wieder unempfindlicher für Insulin. Aus diesem Grund möchte ich die Regelmäßigkeit betonen. Bei der körperlichen Aktivität kommt es nicht auf Höchstleistungen an, sondern auf das Regelmäßige. Überprüfen Sie Ihren Tagesablauf nach Möglichkeiten, mehr Bewegung in den Tag einzubauen. Es ist lobenswert, jeden Sonntag eine lange Wanderung zu machen oder jeden Sommer im Garten zu arbeiten, aber den vollen medizinischen Nutzen erreichen Sie nur über regelmäßige Bewegung.

Auswirkungen körperlicher Aktivität

- Senkung des Blutzuckers
- Steigerung der Insulinempfindlichkeit = Senkung der Insulinmenge
- Erhöhung des »guten« HDL-Cholesterins
- Senkung des Blutdrucks
- Steigerung der Leistungsfähigkeit
- Reduzierung des Bauchfettes
- Vorbeugung und Hemmung der Osteoporose
- gesteigerte Lebensqualität
- gesteigerte Attraktivität (strafferer Körper)
- je mehr Muskeln, desto schneller purzeln die Kilos oder je mehr kann gegessen werden, ohne zuzunehmen

Der Wille ist stark, aber das Fleisch ist schwach

Nahezu jeder, der sich regelmäßig bewegt, kennt die Kämpfe mit dem inneren Schweinehund. Die Bewegung ist für viele gar nicht das Problem, sie macht mit der Zeit sogar Spaß – die Regelmäßigkeit ist das Problem. Das Schöne ist, wir wissen, dass unser Schweinehund uns immer wieder von unserem Vorhaben abzuhalten versucht. Das gibt uns die Möglichkeit, Strategien zu überlegen, ihn zu besiegen. Zuerst einmal müssen unsere Bewegungspläne Gewohnheit werden. Gewohnheiten ändert der Mensch nur ungern. Dadurch erhöhen sich die Chancen, dauerhaft am Ball zu bleiben. Sechs Wochen braucht das Gehirn, um etwas Neues als Gewohnheit zu registrieren. Zusätzlich brauchen Sie einen perfekten Plan, dem Vorsatz, sich mehr zu bewegen, eine erfolgreiche Umsetzung folgen zu lassen. Die reine Absicht, sich mehr zu bewegen, führt selten zum Erfolg.

Perfekt geplant ist halb gewonnen

Vergessen Sie nicht, Ihren Schweinehund mit in die Planungen einzubeziehen. Sie können sicher sein, dass er sich meldet! Je perfekter Ihr Plan und Ihre Strategien gegen ihn anzutreten sind, umso leichter wird es, ihn zu besiegen.

Eine gute Planung beginnt damit, herauszufinden, welche Aktivitäten Ihren Neigungen entsprechen, was Ihnen Freude bereitet. Fällt es Ihnen leichter, in der Gruppe Sport zu treiben, fragen Sie bei Ihrer Krankenkasse oder bei Ihrem Arzt nach Angeboten. Die Auswahl ist groß: Aquagymnastik, Yoga, Pilates, Rückenschule, Qi Gong, Diabetessportgruppen, Tanzen, Aerobic etc. Oder Sie suchen sich einen Lauftreff in Ihrer Nähe oder gehen zum Tennis, Golf, Walken, Schwimmen, Aquajogging oder in ein Fitnesscenter.

Selbstverständlich spricht nichts dagegen, selbstständig mehr Bewegung in den Tag zu bringen wie mit dem Fahrrad zur Arbeit fahren, Hometrainer, Thera-Band, Flexi-Bar, Minitrampolin oder für den Anfang einfach die natürliche Fortbewegung des Menschen steigern: das Laufen. Ein Schrittzähler hilft hier bei der Umsetzung. Täglich 3.000 Schritte mehr sind ideal. Das entspricht circa einer halben Stunde Fußmarsch.

Die Zielsetzung

Der zweite Schritt ist die Überlegung Ihrer persönlichen Ziele. Setzen Sie diese Ziele ganz bewusst, denn sie sind der Ursprung Ihrer Motivation am Ball zu bleiben. Persönliche Ziele können sein: bessere Blutzuckerwerte, den Blutdruck senken, insulinempfindlicher werden,

Blutfettwerte verbessern, leichter die Treppen hochkommen, weniger Medikamente nehmen müssen, Gewicht verlieren, einen festeren Körper bekommen, leichter den Stress des Tages verarbeiten und so weiter.

Der Zeitplan

Setzen Sie sich feste Termine wie Montag, Mittwoch und Freitag fahre ich mit dem Fahrrad zur Arbeit. Bemessen Sie Ihren Sportterminen die gleiche Priorität wie anderen Terminen. Sie sollten sie nur äußerst ungern ausfallen lassen.

Die Rahmenbedingungen

Überprüfen Sie Ihren Plan auf Durchführbarkeit. Haben Sie die benötigten Ressourcen, um den Sport, den Sie gewählt haben, durchzuführen? Es wird Ihrem Schweinehund leicht gelingen, Sie zu bezwingen, wenn Sie sich vorgenommen haben, 20 Kilometer mit dem Fahrrad zur Arbeit zu fahren, Ihr Fahrrad aber nur noch von Rost zusammengehalten wird und nur noch ein Gang funktioniert. Oder wenn Sie sich für Tennis entschieden haben, Sie im Knie aber eine schmerzhafte Arthrose plagt. Die Finanzierung dürfen Sie auch nicht vergessen. Ein hoher monatlicher Mitgliedsbeitrag im Fitnessstudio muss ins Budget passen und darf nicht in der Haushaltskasse fehlen.

Lieber lange langsam als heftig und kurz

Nehmen Sie sich Zeit für die Planung und fangen Sie ganz langsam an. Besonders wer bereits älter ist und erst mit der Bewegung anfängt, neigt dazu, sich zu überschätzen. Nicht zu viel vornehmen und nach kurzer Zeit aufgeben. Lieber langsam starten und lange dabei bleiben. Für ältere Menschen mit Diabetes sind leichte Ausdauersportarten am besten geeignet: Spaziergänge, Radfahren, Schwimmen, Walken oder alles andere, von dem Sie sich vorstellen können, dass es Ihnen Spaß macht.

> ***Wichtig:*** ***Vergessen Sie nicht den Gesundheitscheck beim Arzt, bevor Sie mit Ihrem Bewegungsprogramm beginnen!***

Anpassung der Medikamente

Ihre Medikamente dürfen Sie in Ihrer Planung nicht vergessen. Wissen Sie die Wirkung der Bewegung auf Ihren Diabetes einzuschätzen und können dementsprechend vorausschauend handeln? Sind Sie unsicher, wie Sie Ihre Tabletten oder das Insulin anpassen sollen, besprechen Sie es im Vorfeld mit Ihrem Diabetesteam.

Besondere Vorsicht ist geboten, wenn andere Begleiterkrankungen oder bereits Folgeerkrankungen bestehen. Verzichten müssen Sie auch dann nicht auf sportliche Betätigung, aber Sie sollten in jedem Fall zuerst mit Ihrem Arzt besprechen, welche körperliche Aktivität geeignet ist und wie weit Sie sich belasten dürfen.

Tipps zur Medikamentenanpassung bei Typ-2-Diabetes und Bewegung

Kein Hypoglykämierisiko – keine Anpassung notwenig für

- Metformin
- Acarbose
- Inkretine
- Gliptine

Bei einer Kombinationstherapie mit Insulin oder einem Sulfonylharnstoff besteht ein Hypoglykämierisiko und eine Dosisanpassung ist erforderlich.

Hypoglykämierisiko – Anpassung notwendig für

- Sulfonylharnstoffe: Je nach Dauer und Intensität der Bewegung muss die Dosis reduziert werden.

Hypoglykämierisiko bei Insulintherapie – differenzierte Anpassung notwendig

- nur Basalinsulin: Bei länger anhaltender Bewegung (wie Radtour, Wanderung) kann die Dosis zuvor und auch nach der Bewegung reduziert werden.

- Insulin zu den Mahlzeiten: Die Dosis vor der Mahlzeit und eventuell nach der körperlichen Aktivität sollte reduziert oder weggelassen werden.
- Basalinsulin und Mahlzeiteninsulin: Die Dosis des Mahlzeiteninsulins vor und eventuell nach der körperlichen Aktivität reduzieren. Bei lang anhaltender Bewegung sollte auch das Basalinsulin zur Nacht reduziert werden.
- Mischinsulin: Vor der körperlichen Aktivität müssen 1–2 BE zusätzlich gegessen werden.

***Wichtig:* Den Blutzucker vor, während und nach der Bewegung kontrollieren!**

Traubenzucker gehört immer zur Ausrüstung!

Typ-1-Diabetes und Sport

Bei Typ-1-Diabetes zählt die Bewegung nicht grundsätzlich als eine Therapiesäule. Essen, Bewegung und das Insulin müssen so abgestimmt werden, dass die Blutzuckerwerte im Zielbereich bleiben. Das ist nicht immer ganz einfach, denn besonders beim Sport kann der Stoffwechsel schnell entgleisen und Unterzuckerungen nicht mehr zuverlässig wahrgenommen werden. Normalgewichtige, insulinempfindliche Typ-1-Diabetiker haben keinen großen medizinischen Vorteil durch die Wirkungen des Sports.

Übergewichtige Typ-1-Diabetiker hingegen gewinnen einen ähnlich hohen Nutzen für die Stoffwechseleinstellung wie Typ-2-Diabetiker. Abgesehen davon ist Bewegung für alle Menschen gesund. Typ-1-Diabetiker erkranken oft bereits in jungen Jahren und können über regelmäßige sportliche Aktivitäten dazu beitragen, lange, gut und gesund mit ihrem Diabetes zu leben. Diabetiker haben von Natur aus ein hohes Risiko für Herz-Kreislauf-Erkrankungen. Mit körperlicher Aktivität neben einem gut eingestellten Stoffwechsel kann dieses Risiko gesenkt werden.

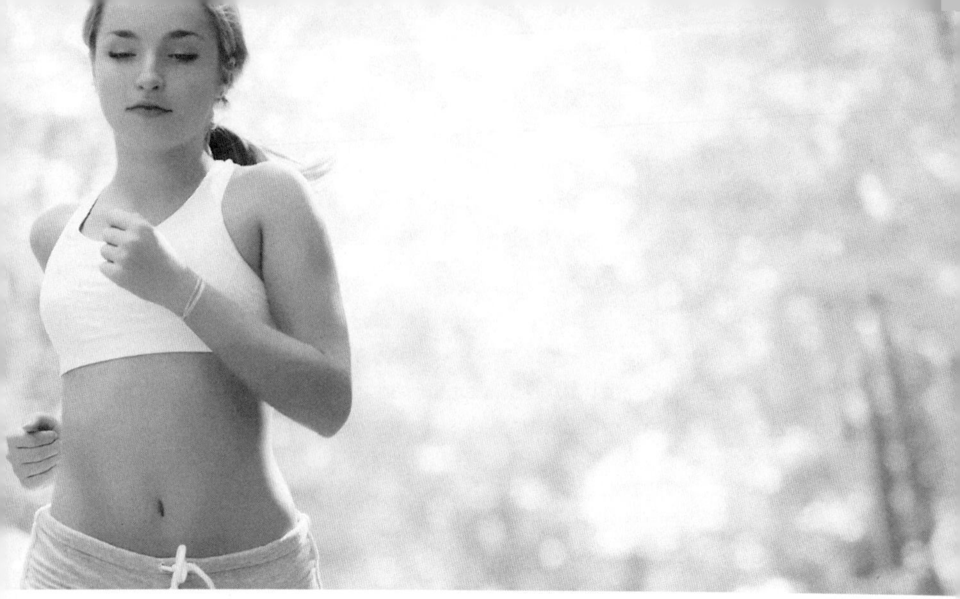

Bestehen bereits Folgeerkrankungen, besprechen Sie zur Vermeidung von ungewollten Komplikationen Ihre sportlichen Aktivitäten zuvor mit Ihrem Arzt.

Anpassung des Insulins

Außer Frage steht die Insulinanpassung beim Sport. Ein Patentrezept für die Therapieanpassung gibt es leider nicht. Mit den aufgeführten Faustregeln zur Dosisanpassung können Sie beginnen.

Die Details für Ihre persönliche Dosisanpassung beim Sport bekommen Sie durch Blutzuckermessungen und Ausprobieren. Das Führen eines Sporttagebuchs hilft, die individuell notwendige Therapieanpassung zu finden.

Besonderer Beachtung gilt dem »Muskelauffülleffekt«. Dieses Wiederauffüllen der Muskeln mit Glukose kann zu (nächtlichen) Unterzuckerungen führen und muss bei der Insulinanpassung beachtet werden.

Insulinanpassung und Sport-BE bei Typ-1-Diabetes

Bei geplanter körperlicher Aktivität das Insulin um 30–70 Prozent reduzieren

- Bolusinsulin: Dosis vor der körperlichen Aktivität und eventuell auch zur Mahlzeit danach reduzieren. Je trainierter Sie sind, desto geringer wird die Anpassung. Um 50 Prozent zu reduzieren ist ein guter Anfang!
- Basalinsulin bei lang anhaltender Aktivität (wie Umzug, Radtour, Skifahren): Die Basaldosis am Abend zuvor reduzieren, eventuell auch die Dosis am Folgetag.
- Basalinsulin bei kurzfristigen Aktivitäten: Die Dosis am Sporttag reduzieren, wenn der Sport am Nachmittag oder Abend stattgefunden hat.

Nicht geplante kurzfristige körperliche Aktivität

- 1–2 Zusatz-BE vor dem Sport
- unter 140–150 mg/dl nicht mit dem Sport beginnen
- über 250 mg/dl nicht mit dem Sport beginnen

Wichtig:* *Den Blutzucker vor, während und nach der Bewegung kontrollieren!

Traubenzucker gehört immer zur Ausrüstung!

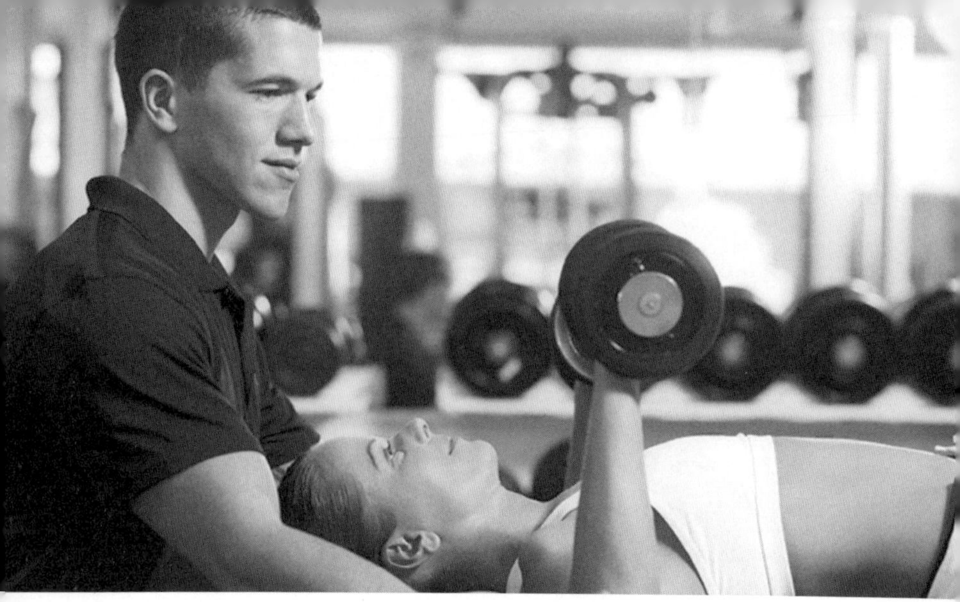

Bewegungspläne

Sie sind zu der Überzeugung gekommen mehr Bewegung schadet Ihnen nicht? Ihr Plan ist fertig, Sie haben Ihr sportliches Vorhaben mit Ihrem Arzt besprochen? Sie wissen Ihre Medikamente anzupassen? Dann wagen Sie den Schritt in ein aktiveres Leben! Die Bewegungspläne sind Vorschläge. Sie können selbstverständlich auch Ihren individuellen Plan erstellen. Achten Sie darauf, sich nicht zu überfordern. Einsteiger neigen dazu, sich zu überanstrengen. Das ist nicht erstrebenswert und sollte vermieden werden. Zeichen für eine Überanstrengung sind: sehr schnelle Atmung, Schwindel, Gelenk- und Muskelschmerzen, starkes Herzklopfen, zu hoher Puls. Bei diesen Anzeichen reduzieren Sie bitte umgehend die Belastung. Einsteiger sollten mit kürzeren Trainingseinheiten beginnen und die Zeiten langsam steigern.

Beispiel Bewegungsplan mit Blutzuckerdokumentation

		BZ vorher	BZ danach	Sport-BE
Sonntag	- 45 Minuten Spazierengehen - oder Radfahren - oder Walken - oder Schwimmen …	110	89	2 BE
Montag	**Pause**			
Dienstag	- 45 Minuten Spazierengehen - oder Radfahren - oder Walken - oder Schwimmen …	150	90	keine
Mittwoch	**Pause**			
Donnerstag	- 45 Minuten Spazierengehen - oder Radfahren - oder Walken - oder Schwimmen …	184	101	keine
Freitag	**Pause**			
Samstag	- 45 Minuten Spazierengehen - oder Radfahren - oder Walken - oder Schwimmen …	90	85	2 BE

Selbstverständlich können Sie auch variieren. Dienstag zur Diabetessportgruppe, Donnerstag Spazierengehen, Samstag zur Wassergymnastik. Ganz, wie es in Ihren Alltag passt.

> *Tipp:* ***Die Blutzuckerkontrolle vor dem Sport zeigt, ob zusätzliche Kohlenhydrate zur Vermeidung einer Unterzuckerung notwendig sind.***

Und was ist mit Krafttraining?

Auch gegen Krafttraining gibt es nichts einzuwenden. Sowohl Kraft- als auch Ausdauertraining verbessert die Stoffwechsellage bei Typ-2-Diabetes. Der gesundheitliche Nutzen ist bei dieser Kombination sogar am größten. Auch Einsteiger müssen keine Angst vor Krafttraining haben. Sie müssen und sollen keine Bäume ausreißen, sondern gezielt Ihre Muskeln trainieren. Übungen mit dem Thera-Band zum Beispiel sind anfangs für den Muskelaufbau eine wirkungsvolle Methode. Auch Plastikwasserflaschen werden ganz schnell zu Hanteln, mit denen man sogar das Fernsehen aktiv gestalten kann. Werden Sie kreativ mit Ihren Sportplänen. Ganz wichtig ist, den Spaß an der Bewegung zu entdecken oder wiederzuentdecken!

Tipps für das Krafttraining

- atmen Sie ruhig und fließend, vermeiden Sie Stoßatmung (Luftanhalten)
- führen Sie die Übungen langsam aus
- spannen Sie die Muskeln während der Übung bewusst an
- führen Sie die Bewegung immer korrekt von der Ausgangsposition bis zur Endposition durch
- verkrampfen Sie nicht Ihren Nacken, entspannen Sie ihn während der Übungen

Beispiel Kraft- und Ausdauertraining mit Blutzuckerdokumentation

		BZ vorher	BZ danach	Sport-BE
Sonntag	- 45 Minuten Spazierengehen - oder Radfahren - oder Walken - oder Schwimmen …	108	72	2 BE
Montag	- 30 Minuten Krafttrainig (Fitnesscenter, Hanteltraining zu Hause, Thera-Band …)	90	104	1 BE
Dienstag	**Pause**			
Mittwoch	- 45 Minuten Spazierengehen - oder Radfahren - oder Walken - oder Schwimmen …	95	64	2 BE
Donnerstag	**Pause**			
Freitag	- 30 Minuten Krafttrainig (Fitnesscenter, Hanteltraining zu Hause, Thera-Band …)	130	87	keine
Samstag	**Pause**			

Tipp:* *Die Blutzuckermessungen zeigen, dass das Ausdauertraining trotz Sport-BE den Blutzucker zu stark senkt. Vor dem Ausdauersport muss eine weitere Anpassung erfolgen. Entweder eine weitere Sport-BE oder die Medikamente reduzieren. Weitere Sport-BE sind ungünstig für die Gewichtsabnahme.

Wer aktiv ist, soll sich auch was gönnen!

Wir brauchen gelegentlich eine Ermutigung, unserem Bewegungsprogramm treu zu bleiben. Planen Sie Belohnungen ein. Haben Sie Ihren Bewegungsplan sechs Wochen absolviert, gönnen Sie sich etwas! Ein paar neue Nordic-Walking-Stöcke oder kaufen Sie den bequemeren Sattel für Ihr Fahrrad, neue Lauf- oder Wanderschuhe. Irgendetwas für Ihren Sport, das Sie motiviert, am Ball zu bleiben. Sollte es Ihnen nicht auf Anhieb gelingen, Ihrem Plan treu zu bleiben, verzweifeln Sie nicht, sondern fangen Sie einfach wieder von vorne an. Denken Sie daran, dass Sie Veränderungen für Ihr Leben vornehmen. Das braucht Zeit. Haben Sie Ihr erstes Etappenziel erreicht, haben Sie verdient, sich zu belohnen.

Kopiervorlage

Mein Bewegungsplan für die Woche vom ____. ____ bis ____. ____20 ____

	Ausdauertraining	Krafttraining	Minuten
Sonntag			
Montag			
Dienstag			
Mittwoch			
Donnerstag			
Freitag			
Samstag			

Meine Belohnung am ____. ____ 20 ____ ist: ____

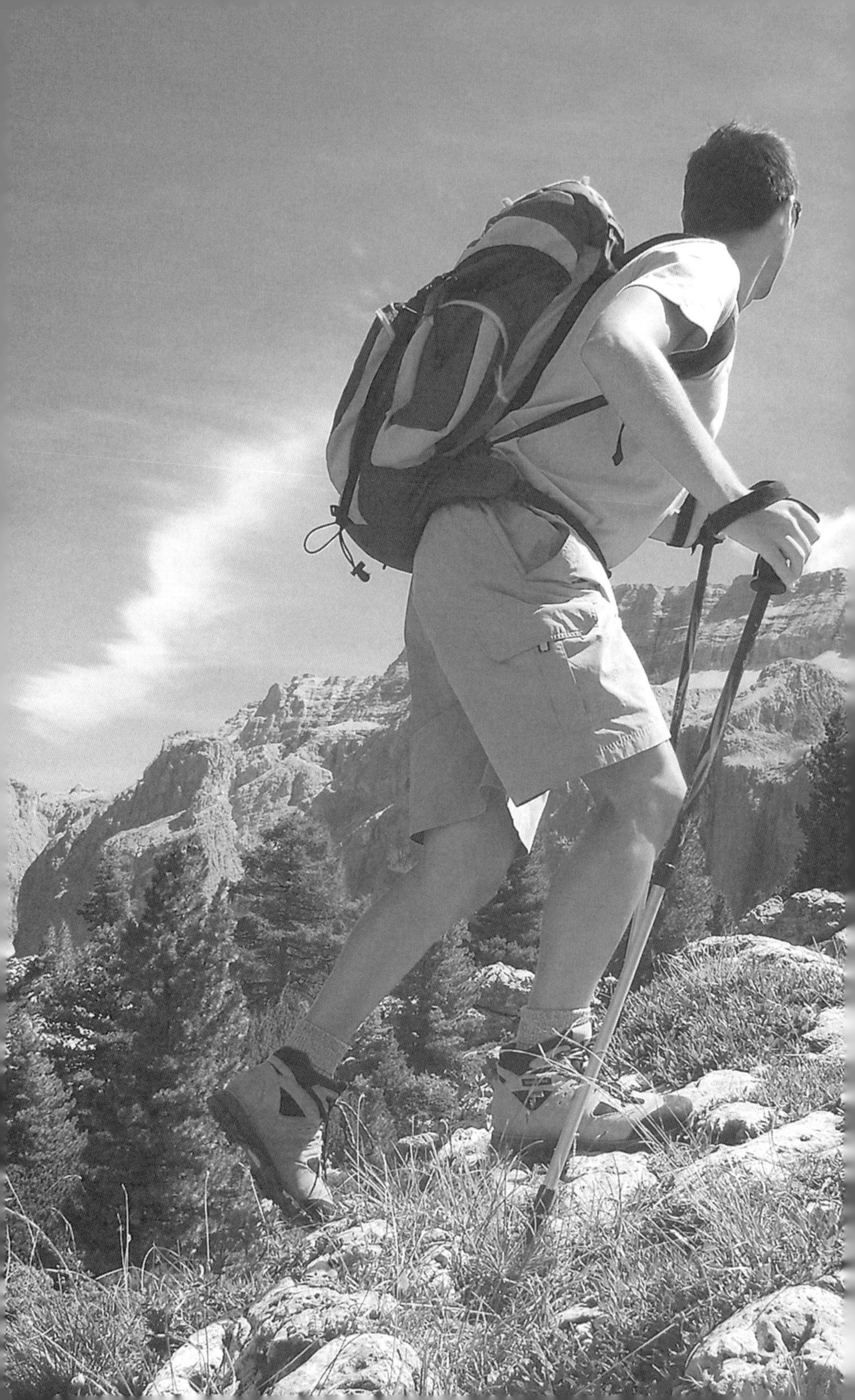

Tagesplaner

Familie, Arbeit, Hobbys, Diabetes, Sport und LOGI wollen unter einen Hut gebracht werden. Um zu verhindern, dass Sie dabei in alte Gewohnheiten fallen, benutzen Sie den folgenden Tagesplaner. Damit behalten Sie den Überblick über Ihre Ernährung und Ihre körperliche Aktivität. Kreuzen Sie jeden Tag auf der Pyramide Ihre verzehrten Portionen ab und kontrollieren Sie, wie gut Sie den Empfehlungen folgen.

Die Pyramidenspitze mit der Empfehlung »möglichst selten« bietet Raum für Interpretationen. Für die Zeit der Gewichtsabnahme empfehle ich Ihnen nur eine Portion pro Woche von der obersten Stufe der Pyramide zu wählen. Jede weitere Portion sollten Sie sich über eine halbe Stunde Bewegung zusätzlich »verdienen«. Nicht aufsparen und am Wochenende eine lange Wanderung machen, sondern an dem Tag, an dem Sie nicht widerstehen können, eine halbe Stunde zusätzlich zu Ihrem Bewegungsplan aktiv werden. Die Devise bei den Kohlenhydraten aus der Spitze lautet: weniger ist mehr!

Fünf Portionen am Tag. Mindestens drei Portionen Gemüse, zwei Portionen Obst. Mahlzeiten zubereitet mit wertvollen Fetten und Ölen.

Zu jeder Mahlzeit eine Portion Eiweiß – wie Eier, Käse, Fleisch, Fisch, Hülsenfrüchte etc. Zwei- bis dreimal in der Woche Fisch.

Kleine Portionen. Maximal 2 BE pro Hauptmahlzeit.

Möglichst selten!

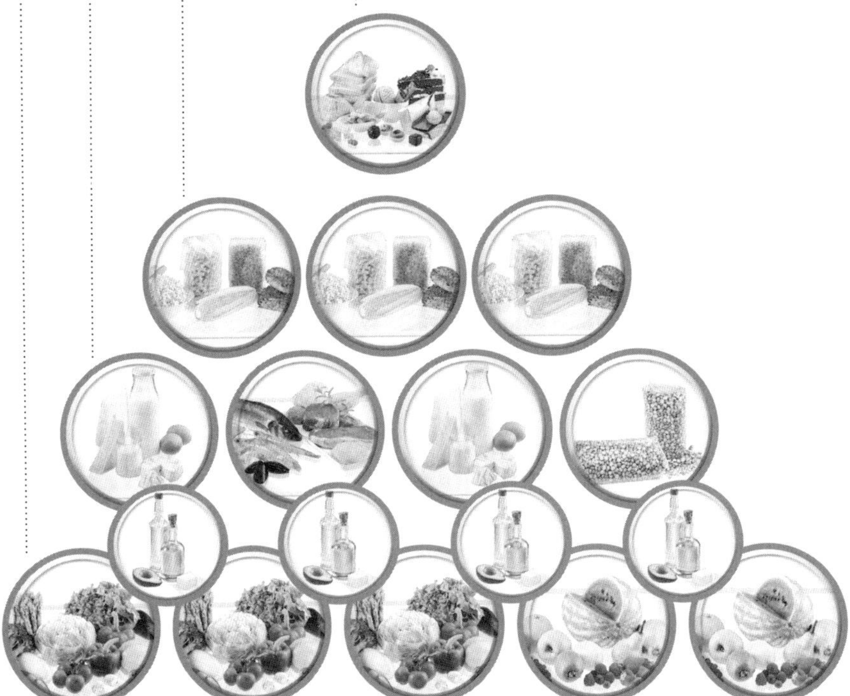

Tag ________ Datum ____. ____ 20 ____

Bemerkungen:

Meine Bewegung:

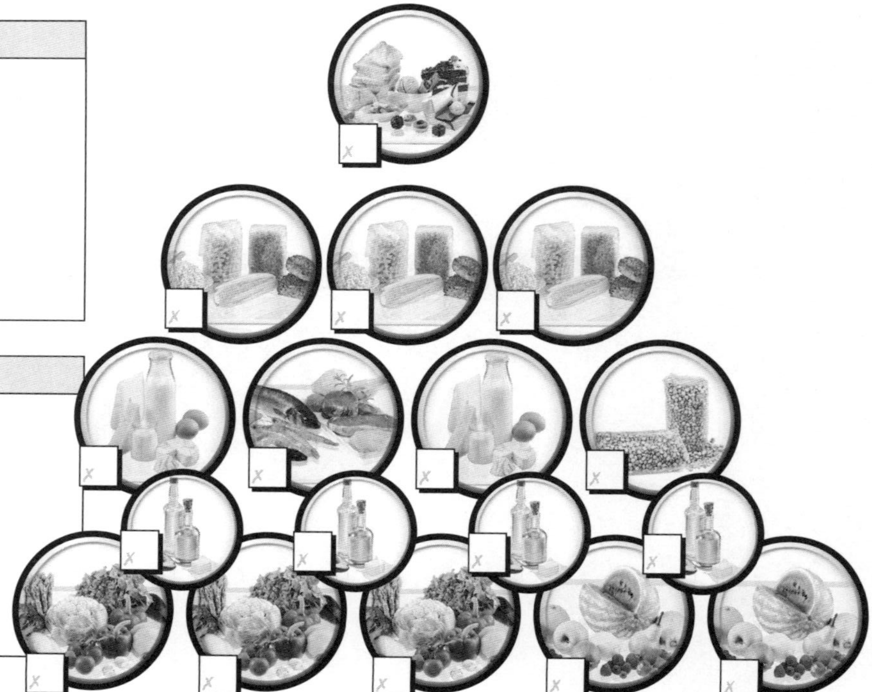

☐ Ankreuzen oder abhaken

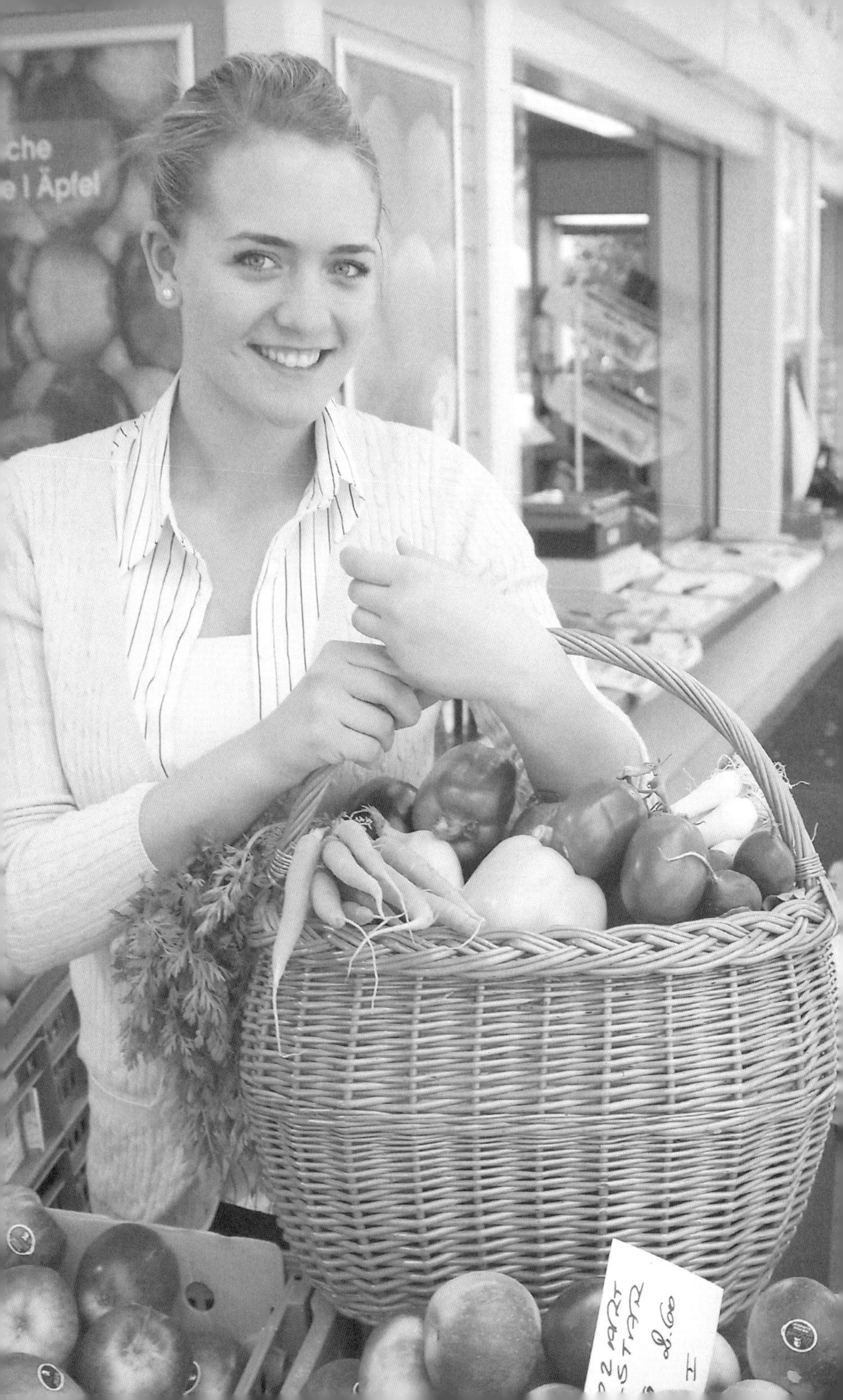

Zehn LOGI-Regeln für Diabetiker

1. LOGI hat keine Verbote!

2. Reduzieren Sie nicht gleichzeitig Kohlenhydrate und Fett!

3. Das Motto bei Gemüse und Salaten: viel hilft viel! Bei Kohlenhydraten: weniger ist mehr!

4. Nutzen Sie die Lebensmittelvielfalt. Je abwechslungsreicher Sie bei den Obst- und Gemüsesorten von der untersten Stufe der Pyramide auswählen, umso größer ist die Versorgung mit Vitaminen, Ballaststoffen, Mineralstoffen und sekundären Pflanzenstoffen!

5. LOGI zählt weder Kalorien noch Fettaugen. Gezählt werden nur die Broteinheiten (BE). Mehr als 2 BE pro Hauptmahlzeit sollten es während der Abnahme nicht sein!

6. LOGI ist keine Abspeckdiät, mit der in kurzer Zeit viele Kilos weggehungert werden. LOGI ist die perfekte Ernährungsweise für Menschen mit Diabetes, die auch ohne Gewichtsabnahme das Risiko für Folgeerkrankungen reduziert!

7. Essen Sie zwei- bis dreimal pro Woche Fisch, wobei die fetten Kaltwasser-Meeresfische wie Hering, Lachs, Makrele zu bevorzugen sind!

8. Es gilt: essen, wenn man hungrig ist, und aufhören, sobald man satt ist. Dabei werden bei Umsetzung der Empfehlungen weniger Kalorien aufgenommen als zuvor und das Gewicht sinkt!

9. Achten Sie auf die Qualität der Lebensmittel. Fleisch aus artgerechter Tierhaltung enthält mehr hochwertige Fettsäuren als Fleisch aus konventioneller Produktion!

10. Zu einem gesunden Lebensstil gehört Bewegung. LOGI und Bewegung sind der perfekte Doppelpack für Ihren Diabetes!

Dumme Fragen, die gar keine sind

Muss ich Kohlenhydrate essen, wenn ich Insulin spritze?

- Nein. Ausgenommen bei einer Therapie mit einem Mischinsulin, die aber ohne Weiteres auf eine andere Insulinstrategie umgestellt werden kann. Prinzipiell müssen keine Kohlenhydrate gegessen werden. Bei Typ-2-Diabetes ist es vielmehr so, dass das Insulin gespritzt wird, weil Kohlenhydrate gegessen werden. Werden weniger Kohlenhydrate gegessen, muss auch weniger gespritzt werden. Grundsätzlich wird das Insulin an das Essen angepasst und nicht das Essen an das Insulin.

Nimmt man mit Metformin automatisch ab, auch wenn man normal weiterisst?

- Metformin unterstützt die Gewichtsabnahme. Der größte Erfolg wird in Kombination mit einer Ernährungsumstellung und mehr Bewegung erzielt. Wer weniger Kalorien zu sich nimmt, als er verbraucht, nimmt ab. Metformin hilft dabei.

Wenn ich morgens meine Tablette vergessen habe, kann ich abends die doppelte Menge nehmen?

- Nein. Medikamente sollten immer so genommen werden, wie vom Arzt verordnet. Nur wenn Tabletten korrekt eingenommen werden, können sie ihre volle Wirkung erzielen.

Ich habe in der Nacht nichts gegessen. Wieso ist mein Blutzucker am Morgen höher als vor dem Schlafengehen?

- Der höhere Blutzucker am Morgen liegt an der verminderten Wirkung des Insulins. Die Wirkung reicht nicht mehr aus, die Glukoseausgabe der Leber genau zu steuern. Es wird zu viel Glukose ins Blut abgegeben, worauf der höhere Nüchternblutzucker folgt. Der Nüchternwert lässt sich nur geringfügig über die Nahrungsaufnahme steuern. Metformin unterstützt das körpereigene Insulin, sodass der Nüchternblutzucker niedriger wird.

Ist Ketose gefährlich?

- Nein. Ketose ist weder gefährlich noch ungesund. Die Ursache der Ketose ist eine lang anhaltende Hungerphase oder eine stark verminderte Aufnahme von Kohlenhydraten. Der Körper deckt seinen Energiebedarf in der Ketose nicht mehr über die Kohlenhydrate, sondern über den erhöhten Abbau von Fettsäuren zu Ketonkörpern, die er als alternative Energiequelle nutzen kann. Ketose wird häufig mit der Ketoazidose verwechselt, die bei absolutem Insulinmangel zur Übersäuerung des Blutes führt und eine lebensbedrohende Situation darstellt. Die Ketoazidose kommt in der Regel nur bei Typ-1-Diabetikern vor. In Ketose kann jeder Mensch sein.

Wenn ich Insulin spritzen muss, habe ich dann schlimmer Zucker?

- Nein. Es gibt keinen schlimmen Zucker. Es gibt nur einen schlecht eingestellten Diabetes. Lassen sich die Blutzuckerwerte nicht mehr ausreichend mit Tabletten einstellen, sollte frühzeitig mit einer Insulintherapie begonnen werden. Gute Blutzuckerwerte schützen am besten vor den Folgeerkrankungen des Diabetes.

Wieso habe ich Diabetes bekommen, obwohl ich nie viel Süßes gegessen habe?

- Diabetes bekommt man nicht durch zu viele Süßigkeiten. Die Ursachen des Diabetes sind noch unbekannt. Typ-1-Diabetes ist eine Autoimmunerkrankung, deren Ausbruch (noch) nicht verhindert werden kann. Die Insulinresistenz entsteht durch Vererbung und Bewegungsmangel. Wichtigste Risikofaktoren für die Entwicklung des Typ-2-Diabetes sind Übergewicht und Bewegungsmangel.

Wenn ich nach LOGI esse, geht mein Diabetes dann weg?

- Diabetes ist eine chronische Erkrankung. LOGI kann den Diabetes so beeinflussen, dass alle Blutzuckerwerte im Normalbereich sind. Die Erkrankung aber bleibt bestehen. Wird die Ernährung wieder kohlenhydratreich, steigen auch die Blutzuckerwerte wieder.

Wieso ist Fett plötzlich gesund?

- Fett war nie ungesund. Bedeutend für die Gesundheit ist die Qualität der Fette. LOGI bietet durch die Reduktion der Kohlenhydrate in der Kalorienbilanz Platz für gesundheitlich wertvolle Fette und Öle. Das schmeckt besser und tut gut.

Muss ich wenig essen, um Gewicht zu verlieren?

- Nein. Sie dürfen große Portionen essen. Sie müssen Ihre Mahlzeiten clever zusammenstellen. Das Volumen der Mahlzeiten ist für die Sättigung entscheidend. Gemüse und Salate sind wasser- und ballaststoffreich. Sie haben viel Volumen und füllen kalorienarm den Magen. Dazu eine ordentliche Portion Eiweiß, Fett für den Geschmack und das Wohlbefinden und Sie werden lange angenehm gesättigt sein. Bohrender Heißhunger, der uns bei kohlenhydratreicher Ernährung oftmals begleitet, existiert bei LOGI nicht.

Muss ich jeden Tag Fleisch essen?

- Nein. Eiweiß ist unverzichtbar für eine gesunde Ernährung, aber Sie müssen nicht jeden Tag Fleisch essen. Lieber weniger, aber dafür qualitativ hochwertige Fleischwaren kaufen und zubereiten. Nutzen Sie die große Palette der Eiweißquellen: Milchprodukte, Hülsenfrüchte, Käse, Fisch, Eier und Nüsse.

Wie oft darf ich essen?

- LOGI empfiehlt, immer zu essen, wenn man hungrig ist und aufzuhören, sobald man satt ist. Diesen natürlichen Umgang mit dem Essen müssen viele Menschen erst wieder lernen. Grundvoraussetzung dafür ist, zwischen Hunger und Appetit zu unterscheiden. Das Besteck wegzulegen, wenn man satt ist, obwohl es so gut schmeckt und noch etwas auf dem Teller liegt, ist Übungssache. Jede Kalorie, die gegessen wird, geht in die Energiebilanz ein. Nur, wenn weniger Kalorien aufgenommen als verbraucht werden, nehmen wir ab!

Geht nicht gibt's nicht!

Für unterwegs

- Cocktailtomaten, hart gekochte Eier, Möhrensticks, Paprikasticks, Käse, Salami, Nüsse, Mandeln, Pistazien, Obst-Nuss-Mischung, kleine Frikadellen, kalter Braten, Wiener Würstchen, Radieschen … Fertigsalate gibt es an jeder Ecke. Fast-Food-Restaurant, Supermarkt, Bäckereien oder Metzgereien, überall stehen diverse Salate zur Auswahl. Halten Sie kurz beim Fleischer an und gucken Sie, was er als Mittagsgerichte anbietet. Auch wenn das Schnitzel mit Brötchen auf der Karte steht, ist es kein Problem, dazu eine Portion Kraut oder Salat zu bestellen. Das Brötchen lassen Sie liegen oder bestellen es gleich ab.

Fürs Büro

- Die Liste für unterwegs lässt sich auch im Büro anwenden. Mittags, in der Kantine, nehmen Sie ein Gericht von der Tageskarte und wählen großzügig von der Salatbar aus. Die Beilagen lassen Sie entweder liegen oder nehmen einen kleinen Teil davon. Dessert stehen lassen!

Im Urlaub

- Nirgendwo ist Essen so einfach wie im Urlaub. Sind Sie Selbstversorger, entscheiden Sie, was auf den Tisch kommt. Haben Sie im Hotel die Mahlzeiten am Buffet, ist die Auswahl groß. Fisch, Fleisch, Salate und Gemüse sind immer dabei. Greifen Sie zu! Frühstück ist häufig ein kleines Problem. Entscheiden Sie, ob Sie im Urlaub mehr Brot und Brötchen essen wollen oder bleiben Sie bei »kleine Portionen« von der dritten Stufe der Pyramide und gönnen sich ein Brötchen. Zum Sattwerden gibt es Rührei, Frühstückseier, Lachs, Tomaten, Gurken, Käse, Schinken, Obstquark …

Wenn die Familie nicht mit nach LOGI isst …

- … ist das schade, aber kein Problem. Kochen Sie für die ganze Familie nach LOGI und reichen Sie für Ihre Familie die üblichen Beilagen dazu. Salat, Gemüse und frische Lebensmittel schaden niemandem! Sie lassen die Beilagen einfach weg. LOGI ist für die ganze Familie geeignet. Kinder wollen Nudeln und sofern sie sich ausreichend bewegen und nicht moppelig sind, spricht nichts dagegen.

Nach dem Abendessen, beim Fernsehen

- Sollte man eigentlich nichts mehr essen. Selbst wenn das Abendessen gut sättigend war, haben viele Menschen das Bedürfnis, vor dem Fernseher ein wenig zu naschen. Da es sich meist nur um ein unspezifisches Kaubedürfnis handelt, sollten Sie so auswählen, dass Sie möglichst kalorienarm naschen: Der Klassiker schlechthin sind diverse Gemüsesticks zum Dippen oder dünn geschnittener kalter Braten mit einem Klecks Mayo oder Senf, Corned Beef, luftgetrockneter Schinken, eine Handvoll Nüsse, ein Riegel Schokolade mit 70 Prozent Kakaoanteil oder getrocknete Gemüsechips. Ganz einfach Gemüse wie Möhren, Paprika, Zucchini klein schneiden und so lange in der Mikrowelle rösten, bis sie kurz vorm Verbrennen sind. Würzen nach Geschmack und genießen!

Der LOGI-Vorrat

Wie geschmiert

- Rapsöl, Olivenöl, Butter

Aromatisch

- Balsamico rot und weiß
- Meerrettich
- Basilikum, Schnittlauch, Petersilie, Rosmarin

Eiskalt

- Fischfilets
- Gemüsemischungen (möglichst ohne Gewürzmischungen)
- Spinat
- Beeren

Knackfrisch

- Möhren
- Kohlrabi
- Paprika
- Salatgurke
- Lauchzwiebeln
- Tomaten
- Radieschen

Tierisch frisch

- Feta
- haltbarer Hartkäse (Parmesan, Pecorino)
- Quark
- Hüttenkäse
- Milch
- Joghurt
- Eier

Konserviert

- Erbsen
- Linsen
- Kidneybohnen
- weiße Bohnen
- Dosentomaten
- getrocknete Tomaten
- Thunfisch (im eigenen Saft)

Haltbares

- Corned Beef aus der Dose
- Fischdosen
- Rollmöpse
- Nüsse

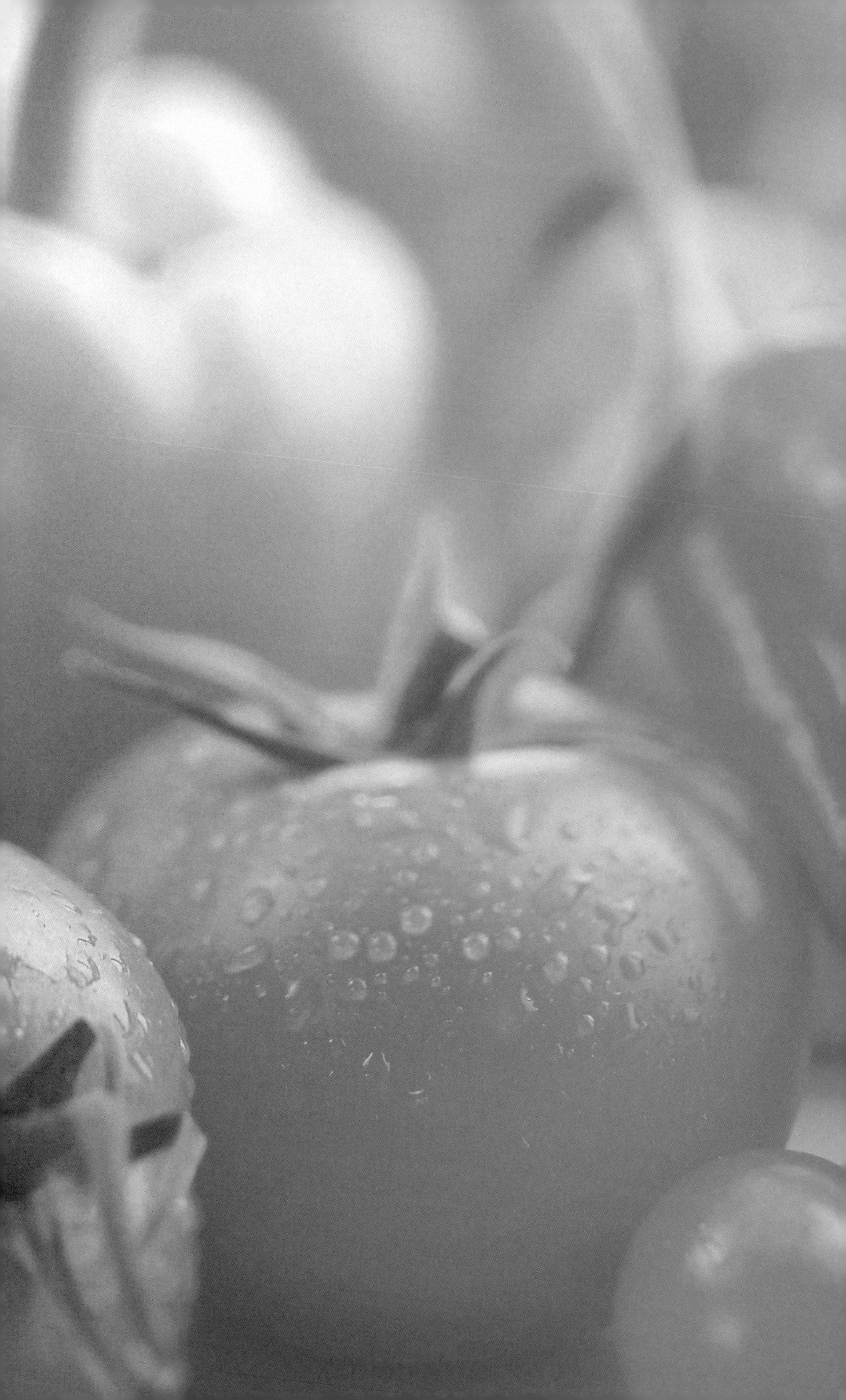

Rezepte

Essen und Trinken ist ein Dauerthema bei Diabetes. In meinen Diabetesschulungen erlebe ich das immer wieder. Unabhängig davon, was Thema der Stunde ist, wir kommen nie ganz an dem Thema Essen und Trinken vorbei. Mir macht das Spaß, weil ich meinen Gruppen nicht fettarmen Käse schönreden muss, sondern Anregungen und Ideen für genussvolle kohlenhydratreduzierte Mahlzeiten anbieten darf. Die folgenden Rezepte sollen Ihnen den Einstieg erleichtern und zeigen, dass Kartoffeln & Co. nicht zwingend zu einem guten Essen gehören.

Wer gerne isst, der kann auch kochen! Das gehört zu meiner Philosophie. Daher verzichte ich in den Rezepten auf die Grundlagen des Kochens. Selbstverständlich muss eine Zwiebel vor ihrer Verwendung geschält werden. Auch, dass Gemüse erst gewaschen und getrocknet wird, setze ich als bekannt voraus. Ich wünsche Ihnen viel Vergnügen beim Nachkochen und guten Appetit!

Klein und fein, kombiniert oder allein

Zucchiniomelett

1 Portion

- ✓ 1 kleine Zucchini
- ✓ 2 Lauchzwiebeln
- ✓ 1 Knoblauchzehe
- ✓ 2 EL Olivenöl
- ✓ 2 Eier
- ✓ 1 kleiner TL Sambal Oelek
- ✓ 2 Prisen Kreuzkümmel
- ✓ Cayennepfeffer
- ✓ Salz

Zucchini fein raspeln. Die Lauchzwiebeln abziehen, die weißen und hellgrünen Teile in dünne Ringe schneiden. Knoblauchzehe abziehen und durch die Presse drücken (oder fein hacken).

1 EL Öl in einer kleinen Pfanne erhitzen. Zucchini, Lauchzwiebeln und Knoblauch darin unter Rühren 5 Minuten braten.

Die Eier in einer Schüssel verquirlen, mit Sambal Oelek, Kreuzkümmel, Salz und Cayennepfeffer würzen.

Die Zucchini-Lauchzwiebel-Mischung aus der Pfanne nehmen, zu den Eiern geben und vermischen.

Die Pfanne mit Küchenrolle ausreiben. 1 EL Öl darin erhitzen. Die Eier-Zucchini-Lauch-Mischung in die Pfanne geben und zugedeckt bei geringer Hitze 6 Minuten braten, bis es an den Rändern goldbraun und auf der Oberseite nicht mehr zu weich ist.

> ***Tipp:* *Macht das Omelett allein nicht satt genug, passt dazu gut mediterrane Quarkcreme (siehe Dips). Eine Omeletthälfte mit der Creme bestreichen und umklappen.***

Nährwertangabe: BE-frei

Paprikaomelett

1 Portion

- ✓ 2 El Olivenöl
- ✓ 2 Eier
- ✓ 100 g gehäutete Paprika aus dem Glas
- ✓ 2 Lauchzwiebeln
- ✓ 40 g Salamischeiben
- ✓ 2 EL geriebener Mozzarella (aus der Tüte)
- ✓ Cayennepfeffer, Salz

Die Paprikaschoten auf Küchenrolle abtropfen lassen und in Streifen schneiden. Die Lauchzwiebeln abziehen, die weißen und hellgrünen Teile in dünne Ringe schneiden. Salamischeiben in feine Streifen schneiden.

1 EL Öl in einer kleinen Pfanne erhitzen. Lauchzwiebeln, Paprika und Salami unter gelegentlichem Rühren 4 Minuten anbraten.

Die Eier in einer Schüssel verquirlen. Mit Salz und Cayennepfeffer würzen. Die Paprikamischung und den Mozzarella zu den Eiern geben und gut vermischen.

Die Pfanne mit Küchenrolle ausreiben. 1 EL Öl darin erhitzen und die Eier-Paprika-Mischung darin zugedeckt bei geringer Hitze 6 Minuten braten.

Tipp:* *Ein bunter Salat dazu und das Omelett sättigt lange.

Nährwertangabe: BE-frei

Schinken-Gemüse-Omelett

1 Portion

- ✓ 2 Eier
- ✓ 3 EL Milch
- ✓ 2 EL Olivenöl
- ✓ 50 g Champignons
- ✓ ½ rote Paprika
- ✓ ½ gelbe Paprika
- ✓ 1 Peperoni
- ✓ 1 Scheibe gekochter Schinken
- ✓ 40 g Gouda (gerieben)
- ✓ Salz, Pfeffer, glatte Petersilie

Peperoni in Würfel schneiden. Petersilie grob schneiden. Eier, Petersilie, Peperoni und Milch verquirlen, mit Salz und Pfeffer würzen. 1 EL Öl in einer kleinen Pfanne erhitzen. Die Eiermischung hineingeben und 10 Minuten stocken lassen.

Währenddessen die Pilze in Scheiben schneiden. Den Kochschinken und den Paprika in Streifen schneiden. 1 EL Öl in einer Pfanne erhitzen. Die Pilze, den Schinken und den Paprika unter gelegentlichem Rühren 4 Minuten dünsten. Mit Salz und Pfeffer abschmecken. Das goldbraun gebackene Omelett auf einen Teller legen. Das Gemüse auf einer Hälfte des Omeletts verteilen und mit dem Käse bestreuen. Das Omelett umklappen und servieren.

Nährwertangabe: BE-frei (die geringe Menge Milch kann vernachlässigt werden)

Feuriges Gemüse mit roten Linsen

2 Portionen

- ✓ 220 g grüne Brechbohnen
- ✓ 300 g Brokkoli
- ✓ 100 g Zwiebel
- ✓ 250 g grüne Paprika
- ✓ ½ TL getrockneter Koriander
- ✓ ½ TL Kreuzkümmel
- ✓ 1 getrocknete Chilischote
- ✓ 40 g ungeröstete und ungesalzene Erdnusskerne
- ✓ 60 g rote Linsen
- ✓ 2 EL Sesamöl
- ✓ 160 g Joghurt
- ✓ Salz, Pfeffer

Von den Bohnen die Spitze und den Stielansatz abschneiden. Brokkoli in kleine Röschen zerteilen. Die Zwiebeln in dünne Spalten schneiden. Paprika in mundgerechte Rauten schneiden. Koriander, Kreuzkümmel und Chilischote fein zerstoßen. Die Erdnüsse klein hacken. Die Linsen mit 150 ml Wasser zum Kochen bringen. Bei geringer Hitze circa 15 Minuten bissfest garen. Gut abtropfen lassen. Währenddessen das Öl in einer Pfanne erhitzen. Darin die Bohnen bei geringer Hitze 4 Minuten garen. Die Brokkoliröschen zugeben und weitere 4 Minuten garen. Die Paprika zugeben und das Gemüse unter Rühren noch 2 Minuten bei mittlerer Hitze braten. Die Linsen und die zerstoßenen Gewürze unterziehen. Das Gemüse mit Salz und Pfeffer abschmecken. Auf zwei Teller verteilen. Den Joghurt darüber geben und das Linsengemüse mit den Erdnüssen bestreuen.

Nährwertangabe: Die Wirkung der Hülsenfrüchte muss individuell ausgetestet werden!

Hülsenfrüchte und ihre Blutzuckerwirkung

Hülsenfrüchte sind kohlenhydratreich, aber auch sehr ballaststoffhaltig und eiweißreich. Die Wirkung auf den Blutzucker muss individuell ausgetestet werden!

Faustregel: Eine Portion hat keine Wirkung auf den Blutzucker, die zweite Portion muss beachtet werden.

Blutzuckermessungen vor und nach der Mahlzeit zeigen, wie Ihr Blutzucker auf Hülsenfrüchte reagiert.

Olivenfrittata

2–3 Portionen

- ✓ 8 Eier
- ✓ 100 ml Sahne
- ✓ 150 g schwarze Oliven ohne Stein
- ✓ 250 g Cocktailtomaten
- ✓ Schnittlauch
- ✓ 2 EL Schmand
- ✓ 3 EL geriebener Parmesan
- ✓ 100 g Chorizo (spanische Paprikawurst)
- ✓ Olivenöl für die Pfanne
- ✓ Salz, Pfeffer
- ✓ Basilikum oder andere frische Kräuter

Eier und Sahne verquirlen. Oliven in feine Ringe und die Chorizo in kleine Würfel oder dünne Scheibchen schneiden. Die Tomaten halbieren. Alles mit Parmesan, Schnittlauch und Schmand zu der Ei-Sahne-Mischung geben und verrühren, salzen und pfeffern.

Öl in einer Pfanne erhitzen. Die Masse darin stocken lassen. Mit Basilikumblättern oder anderen frischen Kräutern garnieren.

Nährwertangabe: BE-frei

Gemüsefrittata

2–3 Portionen

- ✓ 2 EL Olivenöl
- ✓ 6 Eier
- ✓ 4 EL Sahne
- ✓ 1 rote Paprika
- ✓ 1 gelbe Paprika
- ✓ 3 Lauchzwiebeln
- ✓ Basilikum
- ✓ Salz, Pfeffer

Eier mit Sahne, Salz und Pfeffer verquirlen. Paprikaschoten in feine Streifen schneiden. Die weißen und hellgrünen Teile der Lauchzwiebeln in feine Ringe schneiden. Öl in einer Pfanne erhitzen, Paprika und Lauch 8 Minuten darin dünsten, Basilikumblätter dazugeben. Das Gemüse unter die Sahne-Ei-Mischung rühren. Öl in der Pfanne erhitzen, die Mischung circa 10 Minuten stocken lassen.

Nährwertangabe: BE-frei

1001 Pizza

1 Portion

- ✓ 1 Dose Thunfisch im eigenen Saft
- ✓ 2 Eier
- ✓ 2–3 EL Öl für die Pfanne
- ✓ 3 EL Pizzatomaten
- ✓ Paprika, Zwiebeln, Champignons
- ✓ Tabasco
- ✓ Organo, Thymian
- ✓ Käse zum Bestreuen

Backofen auf 180 °C vorheizen. Thunfisch gut ausdrücken, mit den Eiern und einem Spritzer Tabasco verrühren, bis die Masse cremig ist. Öl in einer kleinen Pfanne erhitzen. Die Thunfisch-Ei-Masse in die Pfanne geben. Mit einem Löffel die Ränder glatt ziehen, sodass ein runder geschlossener Boden entsteht. Den Pizzaboden auf kleiner Flamme von beiden Seiten backen, bis er goldbraun ist. Währenddessen die Paprika in feine Streifen, Champignons in feine Scheiben, Zwiebeln in dünne Ringe schneiden. Den Pizzaboden aus der Pfanne nehmen. Pizzatomaten auf dem Boden verteilen, mit dem Gemüse belegen. Käse und Gewürze über den Belag streuen. 8–12 Minuten im Ofen backen, bis der Käse zerlaufen ist.

***Tipp:* Der Thunfisch schmeckt nur leicht heraus. Grundrezept für 1001 Pizzavarianten.**

Nährwertangabe: BE-frei

Auberginen und Zucchini im Eimantel

1 Portion

- ✓ 100 g Zucchini
- ✓ 300 g Aubergine
- ✓ 2 Eier
- ✓ 2 EL Rapsöl
- ✓ 35 g Mehl
- ✓ Salz, Pfeffer

Zucchini und Aubergine in fingerdicke Scheiben schneiden. Eier auf einem Teller mit Salz und Pfeffer verquirlen. Die Zucchini- und Auberginenscheiben beidseitig leicht salzen und hauchdünn mit Mehl bestäuben. Das Öl in einer Pfanne erhitzen. Die Gemüsescheiben im Ei wenden und in die Pfanne geben. Auf jeder Seite 2 Minuten braten, bis sie weich sind.

Tipp: ***Dazu passt ein kurz gebratenes Stück Fleisch mit einem bunten Salat.***

Nährwertangabe: 2 BE

Spinat vom Blech

4 Portionen

- ✓ 1 kg Blattspinat
- ✓ 5 EL Olivenöl
- ✓ 1 Knoblauchzehe
- ✓ 3 EL Pinienkerne
- ✓ 150 g Mozzarella
- ✓ 6 EL Parmesan (gerieben)
- ✓ Salz, Pfeffer

Spinat gut verlesen, die dicken Stiele entfernen. Backblech mit etwas Olivenöl einfetten. Das Backblech gründlich mit der Knoblauchzehe einreiben. Spinat darauf verteilen. Mit dem restlichen Öl beträufeln. Mozzarella in feine Streifen schneiden und auf dem Spinat verteilen. Parmesan und Pinienkerne ebenfalls auf dem Spinat verteilen. Salzen und pfeffern. Bei 180 °C 20 Minuten backen.

Tipp: ***Als Hauptgericht zu wenig sättigend. Schöne Beilage oder als Vorspeise.***

Nährwertangabe: BE-frei

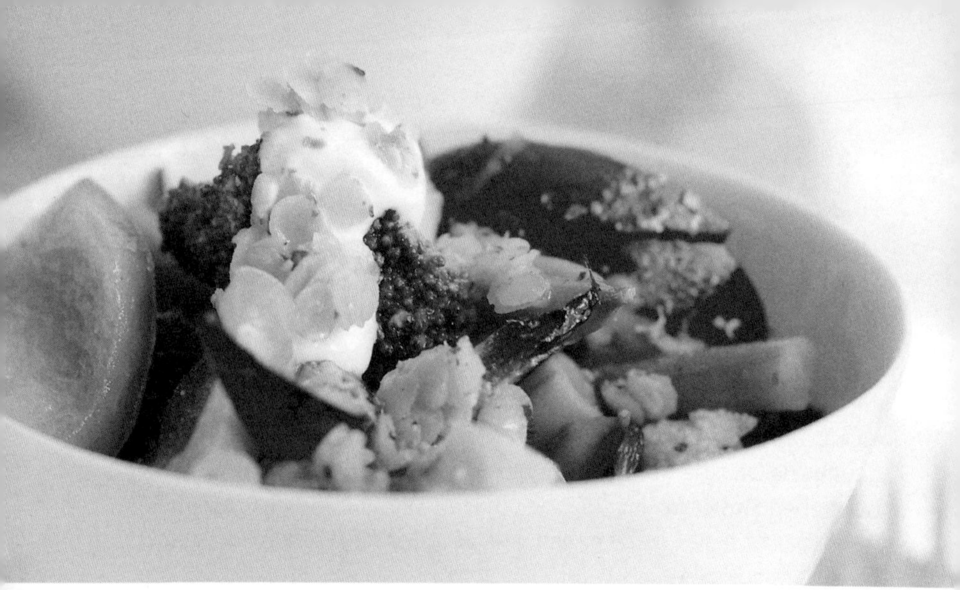

Feuriges Gemüse mit roten Linsen (Seite 116)

Kichererbsenpüree

4 Portionen

- ✓ 200 g Kichererbsen
- ✓ 1 Knoblauchzehe
- ✓ 2 EL Zitronensaft
- ✓ 1 EL Olivenöl
- ✓ 2 EL Crème fraîche
- ✓ Kümmelpulver
- ✓ schwarzer Pfeffer, Salz

Kichererbsen über Nacht in reichlich Wasser einweichen. Salz dazugeben und die Kichererbsen circa 70 Minuten kochen, in ein Sieb abgießen und das Wasser auffangen. Kichererbsen mit 125 ml Kochwasser mit dem Zauberstab pürieren. Knoblauch fein hacken und mit dem Zitronensaft zusammen unterrühren. Crème fraîche und Olivenöl unterrühren. Ist das Püree nicht geschmeidig genug, eventuell noch etwas Kochwasser dazugeben. Mit Salz, Pfeffer, Kümmel würzen. Püree in einen Topf geben und unter ständigem Rühren bei geringer Hitze erhitzen.

Tipp:* *Eine Alternative zu Kartoffelpüree als Beilage.

Nährwertangabe: Hülsenfrüchte müssen individuell ausgetestet werden.

Gegrillte Auberginen

4 Portionen

- ✓ 2 Auberginen
- ✓ 3 EL Knoblauchöl
- ✓ 4 EL Olivenöl
- ✓ 3 EL Aceto balsamico
- ✓ 1 Lauchzwiebel
- ✓ ½ TL süßer Senf
- ✓ Oregano, Thymian, Rosmarin
- ✓ Salz, Pfeffer

Auberginen in fingerdicke Scheiben schneiden. Auf beiden Seiten mit dem Knoblauchöl bestreichen. Die weißen und hellgrünen Teile der Lauchzwiebel in feine Ringe schneiden. Rosmarin, Thymian und Oregano fein hacken. Balsamico mit Senf, Salz und Pfeffer verrühren. Das Olivenöl, die Kräuter und die Lauchzwiebel dazugeben und nochmals gut verrühren. Auberginen auf dem heißen Grill auf beiden Seiten 4 Minuten grillen. Mit dem Dressing bestreichen und servieren.

Nährwertangabe: BE-frei

Spinat-Tomaten-Pfanne

1–2 Portionen

- ✓ 150 g Blattspinat (TK oder frisch)
- ✓ 150 g Cocktailtomaten
- ✓ 250 g stückige Tomaten
- ✓ 1 Zwiebel
- ✓ 100 g Feta
- ✓ Olivenöl
- ✓ Basilikum
- ✓ Paprika, Salz, Chilipulver

TK-Blattspinat auftauen lassen, gut abtropfen lassen. Frischen Spinat gut verlesen und die dicken Stiele entfernen. Zwiebel in feine Würfel schneiden. Cocktailtomaten halbieren. Öl in einer Pfanne erhitzen. Darin die Zwiebel andünsten. Cocktailtomaten, Spinat und stückige Tomaten zufügen. Circa 6 Minuten auf mittlerer Hitze köcheln lassen. Mit Salz, Chilipulver und Paprika würzen. Feta darüber bröseln und mit gehacktem Basilikum bestreuen.

Nährwertangabe: BE-frei

Gefüllte Auberginen

2 Portionen

- ✓ 4 kleine Auberginen
- ✓ 2 EL Olivenöl
- ✓ 1 Zwiebel
- ✓ Basilikum, Petersilie
- ✓ abgeriebene Schale von ½ Zitrone
- ✓ 1 Ei
- ✓ 1 EL geriebener Parmesan
- ✓ Salz, Pfeffer
- ✓ 1 TL Butter

Den Backofen auf 180 °C vorheizen. 2 Auberginen in kleine Würfel schneiden. 1 EL Olivenöl in einer Pfanne erhitzen und die Auberginenwürfel scharf anbraten. Die zwei anderen Auberginen längs halbieren, mit der violetten Seite auf ein gefettetes Backblech legen und circa 12 Minuten im Backofen dünsten. Abkühlen lassen.

Währenddessen die Zwiebel in feine Würfel, Basilikum in feine Streifen schneiden und die Petersilie hacken. Das Fruchtfleisch der gebackenen Auberginen mit einem Löffel aus der Schale heben, darauf achten, dass die Schale dabei nicht beschädigt wird. Das Fruchtfleisch fein hacken und mit Zitronenschale, Zwiebel, Basilikum und der Petersilie mischen. 1 TL Olivenöl in einer Pfanne erhitzen und die Gemüsemischung kurz anbraten.

Das Ei und den Parmesan untermischen, mit Salz und Pfeffer würzen. Die Auberginenwürfel zu der Masse geben. Diese Auberginenmischung in die Auberginenhälften füllen, Butterflöckchen darauf verteilen und 15 Minuten bei 200 °C backen.

Nährwertangabe: BE-frei

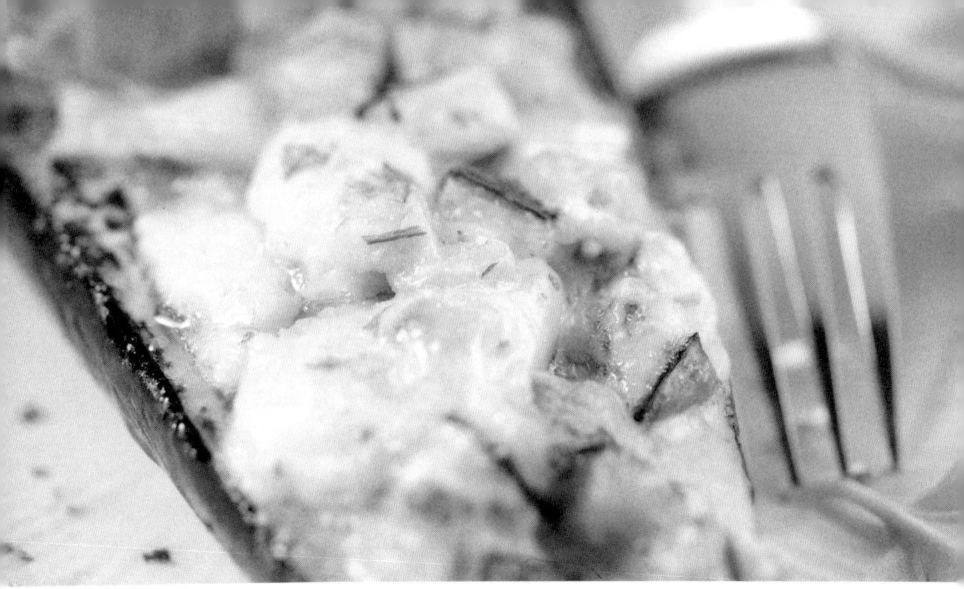

Gefüllte Auberginen (Seite 122)

Kunterbunt und gesund

Scharfer Blumenkohlsalat

4 Portionen

- ✓ 1 Blumenkohl
- ✓ 200 g Joghurt
- ✓ 1 Knoblauchzehe
- ✓ 1 TL Senf
- ✓ Saft einer Zitrone
- ✓ 2 EL Rapsöl
- ✓ 150 g Erdnusskerne
- ✓ 2 getrocknete Chilischoten
- ✓ 2 TL eingelegter grüner Pfeffer
- ✓ Salz, weißer Pfeffer

Den Blumenkohl in kleine Röschen zerteilen. In kochendem Salzwasser circa 6 Minuten garen, herausnehmen und gut abtropfen lassen.

Knoblauch fein hacken. Für das Dressing Joghurt, Knoblauch, Senf, Zitronensaft, Öl, Salz und Pfeffer glatt rühren. Die Chilischoten fein hacken. Den Blumenkohl mit den Erdnüssen vermengen. Den eingelegten Pfeffer abtropfen lassen und mit dem Chili unter den Salat mischen.

Nährwertangabe: BE-frei

Albanischer Salat

2 Portionen

- ✓ ½ Kopfsalat
- ✓ ½ Salatgurke
- ✓ 2 Tomaten
- ✓ 1 gelbe Paprika
- ✓ ¼ Staudensellerie
- ✓ 1 kleine Zwiebel
- ✓ 100 g Feta
- ✓ 2 hart gekochte Eier
- ✓ 5 grüne Oliven
- ✓ 5 schwarze Oliven
- ✓ 3 EL Olivenöl
- ✓ Saft einer halben Zitrone
- ✓ Salz, weißer Pfeffer, schwarzer Pfeffer
- ✓ Zucker
- ✓ 1 TL gemischte gehackte Kräuter

Die Gurke schälen und fein hobeln. Den Salat gut abtropfen lassen und in mundgerechte Stücke zupfen. Paprika in feine Streifen schneiden. Tomaten achteln. Staudensellerie und Zwiebel in feine Ringe schneiden. Eier vierteln, Oliven halbieren, Feta zerbröseln. Alles zusammen vermischen. Zitrone auspressen. Für das Dressing Zitronensaft, Salz, Zucker, schwarzen und weißen Pfeffer und die Kräuter gut verrühren. Das Öl zugeben und nochmals gut verrühren. Das Dressing über den Salat geben, gut mischen und 30 Minuten ziehen lassen.

Nährwertangabe: BE-frei

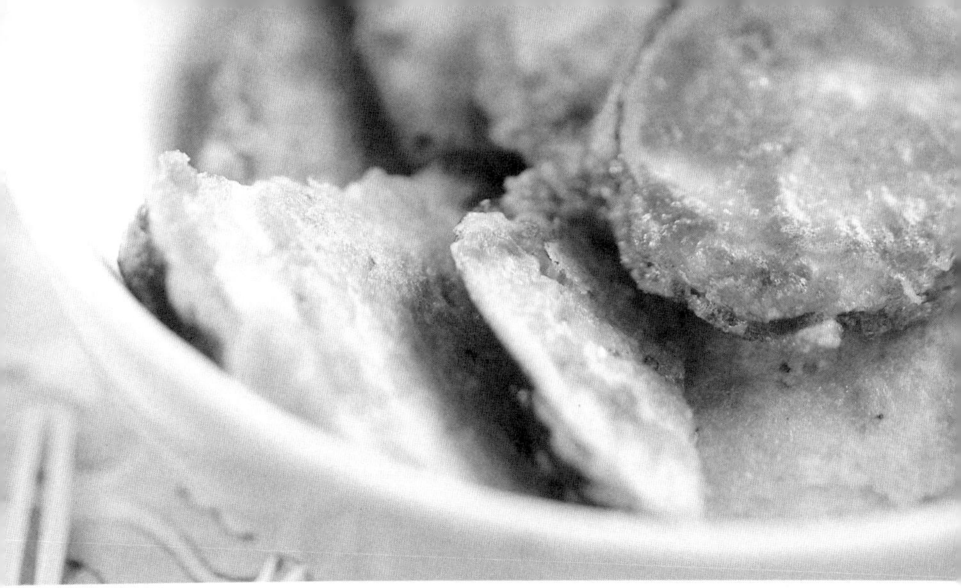
Auberginen und Zucchini im Eimantel (Seite 119)

Balkansalat

2 Portionen

- ✓ ½ Kopfsalat
- ✓ ½ Radicchio
- ✓ ½ Salatgurke
- ✓ 2 Tomaten
- ✓ 1 kleine Zwiebel
- ✓ 1 hart gekochtes Ei
- ✓ 100 g Feta
- ✓ 5 Oliven
- ✓ 1 EL Balsamico, weiß
- ✓ 2 EL Olivenöl
- ✓ 1 Knoblauchzehe
- ✓ Salz, Pfeffer, Prise Zucker
- ✓ gemischte gehackte Kräuter

Gurken in Scheiben hobeln. Tomaten achteln. Zwiebel in feine Ringe schneiden. Ei achteln. Oliven in feine Scheiben schneiden. Feta zerbröckeln. Salat gut abtropfen lassen, in mundgerechte Stücke zupfen. Alles gut vermischen.

Knoblauchzehe durch die Presse drücken. Für das Dressing Knoblauch, Essig, Öl, Zucker, Salz, Pfeffer und Kräuter gut verrühren und über den Salat gießen.

Nährwertangabe: BE-frei

Straßburger Salat

4 Portionen

- ✓ 250 g Sellerie
- ✓ 150 g roher Schinken
- ✓ 150 g Käse am Stück
- ✓ 250 g Tomaten
- ✓ 3 EL Balsamico, weiß
- ✓ 1 Bund Schnittlauch
- ✓ 150 g Sahne
- ✓ 3 hart gekochte Eier
- ✓ Salatblätter
- ✓ Salz, Pfeffer

Sellerie in kochendem Salzwasser circa 6 Minuten kochen. Gut abtropfen und abkühlen lassen.

Schinken und Käse in sehr kleine Würfel schneiden. Die Tomaten achteln und entkernen. Alles vermischen. Für das Dressing Essig, Salz, Pfeffer, etwas gehackten Schnittlauch und Sahne gut verrühren. Das Dressing über den Salat gießen, vorsichtig mischen und ziehen lassen. Nochmals abschmecken, bei Bedarf nachwürzen. Einen Teller mit Salatblättern auslegen. Eier in Scheiben schneiden. Den Salat auf den Salatblättern anrichten, die Eierscheiben untermischen. Mit gehacktem Schnittlauch bestreuen und sofort servieren.

Nährwertangabe: BE-frei

Kohlrabisalat mit Paprika

4 Portionen

- ✓ 4 kleine Kohlrabi
- ✓ 1 grüne Paprika
- ✓ 1 rote Paprika
- ✓ 150 g Joghurt
- ✓ 1 TL Zitronensaft
- ✓ Paprikapulver edelsüß, Salz, Pfeffer, Zucker
- ✓ 1 EL gehackte gemischte Kräuter

Kohlrabi dünn schälen. Einen Deckel abschneiden und die Kohlrabi bis auf einen 1 cm breiten Rand aushöhlen. Das Fruchtfleisch in kleine Würfel schneiden. Die beiden Paprikaschoten fein würfeln und mit dem Kohlrabi mischen. Joghurt, Zitronensaft, Salz, Pfeffer, Paprikapulver, Zucker und Kräuter gut verrühren. Alles vermischen und die Masse in die ausgehöhlten Kohlrabi füllen. Deckel draufsetzen und servieren.

***Tipp:* Ein schöner Snack für einen Fernsehabend.**

Nährwertangabe: BE-frei (die geringe Menge Joghurt kann vernachlässigt werden)

Endiviensalat mit Roquefort

2 Portionen

- ✓ ½ Endiviensalat
- ✓ 40 g Roquefort
- ✓ 1 TL Balsamico, weiß
- ✓ 1 EL Walnussöl
- ✓ ½ TL Senf
- ✓ kleine Handvoll Walnüsse
- ✓ Salz, Pfeffer

Endiviensalat in Streifen schneiden. Roquefort mit einer Gabel zerdrücken, mit Essig, Öl, Senf, Salz und Pfeffer gut verrühren. Walnüsse hacken. Das Dressing kurz vor dem Servieren über den Salat geben und die Walnüsse darüber streuen.

Nährwertangabe: BE-frei

Rucola trifft Avocado

2 Portionen

- ✓ 75 g Rucola
- ✓ 14 Kirschtomaten
- ✓ 3 EL Olivenöl
- ✓ 1 EL Balsamico, weiß
- ✓ 1 EL Limettensaft
- ✓ 1 Knoblauchzehe
- ✓ 1 weiche Avocado
- ✓ 200 g Feta
- ✓ Salz, Pfeffer

Tomaten vierteln und mit dem Rucola mischen. Knoblauch fein hacken, mit Balsamico, Limettensaft, Salz und Pfeffer gut verrühren. Öl dazugeben und nochmals gut verrühren. Rucola und Tomaten mit der Hälfte des Dressings beträufeln. Die Avocado halbieren, den Kern herauslösen und das Fruchtfleisch in kleine Würfel schneiden. Feta ebenfalls in kleine Würfel schneiden. Avocado und Feta mit dem Rest des Dressings vermischen und über den Salat geben.

Nährwertangabe: BE-frei

Linsensalat

4 Portionen

- ✓ 250 g Linsen
- ✓ 2 EL Aceto balsamico
- ✓ 2 EL Rapsöl
- ✓ 1 Lorbeerblatt
- ✓ 3 Zwiebeln
- ✓ 2 Tomaten
- ✓ Schnittlauch
- ✓ Salz, Pfeffer

Linsen über Nacht einweichen. Linsen im Einweichwasser mit dem Lorbeerblatt zum Kochen bringen. Mit Salz und Pfeffer würzen und 15 Minuten köcheln lassen. Wasser abschütten. Öl und Essig unter die Linsen mischen, kalt werden lassen. Tomaten entkernen und in kleine Stücke schneiden. Zwiebeln in feine Ringe schneiden. Tomaten, Zwiebeln, Linsen vermischen. 1 EL Schnittlauch dazugeben. Mit Salz und Pfeffer würzen. Mehrere Stunden ziehen lassen. Nochmals abschmecken und eventuell mit Salz und Pfeffer nachwürzen.

Nährwertangabe: Hülsenfrüchte müssen individuell ausgetestet werden.

Ratatouille Normandie

2 Portionen

- ✓ 250 g Auberginen
- ✓ 80 g Zwiebeln
- ✓ 5 EL Olivenöl
- ✓ 200 g rote Paprika
- ✓ 150 g Tomaten
- ✓ 1 Knoblauchzehe
- ✓ 6 Korianderkörner
- ✓ ½ EL Zitronensaft
- ✓ Salz, schwarzer Pfeffer
- ✓ Basilikum

Auberginen in kleine Stücke schneiden. Mit Salz bestreuen und 10 Minuten ziehen lassen. Paprika in ähnlich große Stücke wie die Auberginen schneiden. Zwiebeln fein hacken und im Olivenöl anbraten. Die Auberginenstücke dazugeben. Dann den Paprika mit anbraten. Circa 30 Minuten bei mittlerer Hitze schmoren lassen. Die Tomaten vierteln und entkernen. Knoblauchzehe fein hacken. Tomaten, Knoblauch und Korianderkörner dazugeben. Mit Salz und Pfeffer würzen. Weitere 5 Minuten schmoren lassen. Die Ratatouille vom Herd nehmen und kalt stellen. Das Öl weitgehend entfernen. Etwas Zitronensaft über die Ratatouille träufeln, mit Basilikum garnieren und kalt servieren.

Nährwertangabe: BE-frei

Chicoréesalat

2 Portionen

- ✓ 2 mittelgroße Äpfel (Red Delicious)
- ✓ 1 EL Zitronensaft
- ✓ 2 Chicorée
- ✓ 130 g Champignons
- ✓ Handvoll Walnusskerne
- ✓ ½ TL Dijon-Senf
- ✓ ½ TL Zucker
- ✓ 2 TL Walnussöl
- ✓ 2 EL Balsamico, weiß
- ✓ 6 EL Schlagsahne
- ✓ Salz, Pfeffer

Äpfel schälen und würfeln. Mit Zitronensaft beträufeln. Champignons in dünne Scheiben schneiden. Chicorée in dünne Streifen schneiden. Walnüsse hacken. Gut vermischen. Für das Dressing Zucker, Salz, Pfeffer und Senf mit dem Essig verrühren. Öl und Sahne nach und nach unterrühren.

Nährwertangabe: ca. 3 BE

Fruchtiger Putensalat

4 Portionen

- ✓ 400 g Putenfilet
- ✓ 20 g Butter
- ✓ 1 Eisbergsalat
- ✓ 500 g Erdbeeren
- ✓ 3 EL Olivenöl
- ✓ 2 EL Balsamico, weiß
- ✓ Salz, Pfeffer
- ✓ 2 EL Zitronensaft
- ✓ 75 g Pinienkerne
- ✓ 200 g Crème fraîche

Butter in einer Pfanne erhitzen. Die Putenfilets darin anbraten. Die Filets gut auskühlen lassen. Den Eisbergsalat in mundgerechte Stücke schneiden. Eine Marinade aus Essig, Öl, Salz und Pfeffer herstellen. Über den Eisbergsalat geben. Die Erdbeeren halbieren. Zitronensaft und Pfeffer darüber geben, 10 Minuten ziehen lassen. Die Putenfilets in dünne Scheiben schneiden. Erdbeeren, Fleisch und Pinienkerne auf dem Eisbergsalat anrichten, mit etwas Essig und Öl beträufeln. Schwarzen Pfeffer darüber streuen. Gut gekühlte Creme fraîche auf den Salat geben, vorsichtig vermischen und servieren.

Nährwertangabe: ca. 2 BE

Kräutersalat

1–2 Portionen

- ✓ 2 Handvoll junger Blattspinat
- ✓ 1 Handvoll Löwenzahnsalat
- ✓ 1 Beet Kresse
- ✓ glatte Petersilie
- ✓ 1 kleiner Ziegenkäse
- ✓ 4 Scheiben Frühstücksspeck
- ✓ 3 EL Rapsöl
- ✓ 1 EL Weinessig
- ✓ ½ TL Senf
- ✓ 2 Prisen Estragon (getrocknet)
- ✓ 1 Prise Zucker
- ✓ Salz, Pfeffer

Spinat, Löwenzahnsalat, Kresse und Petersilieblätter auf einem Teller verteilen. Den Frühstücksspeck in einer Pfanne ausbraten. Den Ziegenkäse kurz in der Pfanne von beiden Seiten anbraten und über dem Salat verteilen. Für das Dressing Essig, Salz, Pfeffer, Zucker, Senf, Estragon und das Rapsöl gut verrühren.

Nährwertangabe: BE-frei

Gemüseterrine

4 Portionen

- ✓ 100 g Möhren
- ✓ 100 g Knollensellerie
- ✓ 100 g Brokkoli
- ✓ 100 g Porree
- ✓ 100 g Blumenkohl
- ✓ 100 g Kohlrabi
- ✓ 200 ml Schlagsahne
- ✓ 6 Eier
- ✓ glatte Petersilie
- ✓ Muskatnuss
- ✓ Tabasco
- ✓ Salz, Pfeffer
- ✓ 200 g Crème fraîche
- ✓ 1 kleine rote Paprika
- ✓ Schnittlauch

Backofen auf 180 °C vorheizen. Möhren, Knollensellerie, Brokkoli, Blumenkohl, Kohlrabi, Porree in kleine Würfel schneiden. Die Gemüsewürfel in kochendem Salzwasser 3 Minuten kochen, abgießen und gut abtropfen lassen. Eine Kastenform mit Backpapier auslegen, die Gemüsewürfel in die Form füllen.

Petersilie hacken. 2 EL Petersilie mit der Sahne und den Eiern verquirlen. Mit Salz, Pfeffer, einem Schuss Tabasco und Muskatnuss würzen. Die Sahnemischung über das Gemüse gießen.

Terrine auf mittlerer Schiene circa 70 Minuten backen.

Währenddessen die Paprikaschote in sehr kleine Würfel, Schnittlauch in feine Röllchen schneiden. Crème fraîche mit den Paprikawürfeln und 3 TL Schnittlauch gut verrühren. Mit Salz und Pfeffer würzen.

Die Terrine vorsichtig stürzen, in Scheiben schneiden und mit der kalten Sauce servieren.

> ***Tipp:* *Die Terrine kann beliebig variiert werden. Zum Beispiel mit schwarzen Oliven oder getrockneten Tomaten oder weiteren Gewürzen.***

Nährwertangabe: BE-frei

Von der Fleischeslust …

Hähnchenbrust auf Lauchschaum

2 Portionen

- ✓ 2 Hähnchenbrüstchen
- ✓ 1 ½ Stangen Porree
- ✓ 1 ½ TL Butter
- ✓ 50 ml Fleischbrühe
- ✓ 1 Knoblauchzehe
- ✓ 1 ½ EL Crème fraîche
- ✓ 1 ½ TL Frischkäse
- ✓ 6 große Scampi (geschält)
- ✓ Salz, Pfeffer, Muskatnuss
- ✓ Rapsöl für die Hähnchenbrust
- ✓ Olivenöl für die Scampi
- ✓ Zitronensaft

Öl in einer Pfanne erhitzen. Die Hähnchenbrüstchen von beiden Seiten anbraten.

Die Porreestangen in 3 cm dicke Scheiben schneiden. Butter in einem Topf zerlassen und die Porreestücke darin andünsten. Fleischbrühe dazugießen und 5 Minuten köcheln lassen. Topf von der Herdplatte nehmen. Knoblauch mit einem Messer gut zerdrücken und zu dem Porree geben. Mit Salz, Pfeffer und Muskat würzen. Crème fraîche und Frischkäse einrühren. Alles pürieren.

Olivenöl in der Pfanne erhitzen. Die Scampi von beiden Seiten 2 Minuten braten, mit Salz und Pfeffer würzen. Mit etwas Zitronensaft beträufeln.

Den Lauchschaum zusammen mit der Hähnchenbrust und den Scampi servieren.

Nährwertangabe: BE-frei

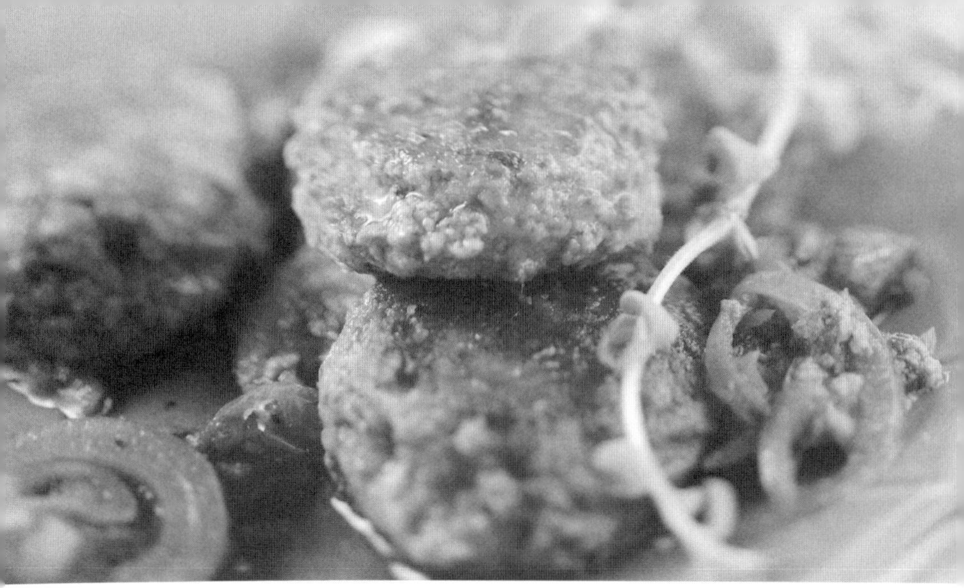

Parmesan-Hackbällchen (Seite 136)

Rinderfilet trifft Erdnussbutter

2 Portionen

- ✓ 150 g Rinderfilet
- ✓ 150 g Kirschtomaten
- ✓ 1 EL Olivenöl
- ✓ 2 EL Aceto balsamico
- ✓ 1 EL Erdnussbutter
- ✓ Basilikum
- ✓ Salz, Pfeffer

Die Tomaten halbieren. Das Rinderfilet in dünne Scheiben schneiden. Öl in einer Pfanne erhitzen und die Filetscheiben von beiden Seiten anbraten. Salzen und pfeffern. Mit dem Essig ablöschen und die Erdnussbutter einrühren.

Das Filet auf einem Teller anrichten. Basilikum hacken. Tomaten leicht salzen und pfeffern und neben dem Filet anrichten.

Tipp: ***Dazu passt gut ein bunter Salat.***

Nährwertangabe: BE-frei

Zitronenhähnchen

2 Portionen

- ✓ 300 g Hähnchenbrustfilet
- ✓ 1 Stück frischer Ingwer
- ✓ 1 Knoblauchzehe
- ✓ 3 Lauchzwiebeln
- ✓ 1 Orange
- ✓ 1 Zitrone
- ✓ 2 EL Olivenöl
- ✓ 100 ml Gemüsebrühe
- ✓ 2 EL Sojasauce
- ✓ 2 Msp. Sambal Oelek
- ✓ 2 Prisen Zucker

Knoblauch fein hacken. 1 cm Ingwer schälen und fein hacken. Die weißen und hellgrünen Teile der Lauchzwiebeln in feine Ringe schneiden. Jeweils 1 TL Schale von der Orange und der Zitrone fein abreiben. Aus den Früchten 4 EL Orangensaft und 2 EL Zitronensaft auspressen. Das Hähnchenbrustfilet in circa 2 cm große Stücke schneiden. Öl in einer Pfanne erhitzen. Die Fleischstücke mit Ingwer, Knoblauch und Lauchzwiebeln bei mittlerer Hitze circa 4 Minuten braten.

Die Orangen- und Zitronenschale sowie die Säfte, Gemüsebrühe, Sojasauce zugeben und noch 4–5 Minuten köcheln lassen. Mit Salz, Sambal Oelek und Zucker abschmecken.

Nährwertangabe: BE-frei (die geringe Menge Saft kann vernachlässigt werden)

Putenroulade mit Pesto

2 Portionen

- ✓ 2 dünne Putenschnitzel
- ✓ 25 g Parmesan
- ✓ 1 Knoblauchzehe
- ✓ 1 Bund Basilikum
- ✓ 1 TL Pinienkerne
- ✓ 3 EL Olivenöl
- ✓ 2 Tomaten
- ✓ 100 ml Tomatensaft
- ✓ ½ EL Aceto balsamico
- ✓ Salz, Pfeffer

Den Backofen auf 200 °C vorheizen. Für das Pesto den Parmesan reiben. Basilikumblätter, Knoblauch, Pinienkerne pürieren, langsam das Öl und den Parmesan unterrühren. Mit Salz würzen.

Schnitzel unter Küchenfolie sehr flach klopfen, salzen und pfeffern. Pesto dünn auf die Schnitzel streichen. Die Schnitzel aufrollen und nebeneinander in eine Auflaufform legen. Den Tomatensaft über die Schnitzel gießen.

Die Tomaten in Scheiben schneiden und auf einem Teller anrichten.

Die Schnitzel bei 200 °C circa 30 Minuten garen. Schnitzelröllchen aus der Auflaufform nehmen und schräg aufschneiden (circa 1–1,5 cm breit). Die Rouladen auf die Tomaten legen, mit Olivenöl und Balsamico beträufeln und nach Bedarf mit Salz und Pfeffer nachwürzen.

Tipp: ***Ein gemischter, bunter Salat passt gut zu den Rouladen.***

Nährwertangabe: BE-frei

Parmesan-Hackbällchen

2 Portionen

- ✓ 200 g gemischtes Hackfleisch
- ✓ 1 Ei
- ✓ 1 Eiweiß
- ✓ 30 g geriebener Parmesan
- ✓ 1 Knoblauchzehe
- ✓ 2 EL Olivenöl
- ✓ 1 Zwiebel
- ✓ 3–4 Blätter Basilikum
- ✓ 1 EL fein gehackte Petersilie
- ✓ 1 kleine Dose (400 g) stückige Tomaten
- ✓ 1 TL Tomatenmark
- ✓ Oregano
- ✓ Salz, Pfeffer, Chilipulver

Das Hackfleisch mit dem Ei, Eiweiß, Parmesan und der Petersilie gut vermischen. Knoblauch fein hacken und dazugeben. Mit Salz und Pfeffer würzen. Aus der Hackfleischmasse kleine Bällchen formen.

1 EL Olivenöl in der Pfanne erhitzen. Die Bällchen kurz anbraten und wieder herausnehmen.

Die Zwiebel in feine Ringe schneiden. Basilikum in Streifen schneiden und mit den Zwiebeln in dem Bratfett der Hackbällchen andünsten. Die stückigen Tomaten hinzufügen, mit Salz, Pfeffer, Tomatenmark, Oregano und Chilipulver würzen und 5 Minuten köcheln lassen. Die Hackbällchen dazugeben und in der Tomatensauce 6–8 Minuten auf kleiner Flamme garen.

Tipp:* *Servieren Sie die Hackbällchen mit einem gemischten Salat.

Nährwertangabe: BE-frei

Rinderragout in Bier geschmort

4 Portionen

- ✓ 800 g Rindergulasch
- ✓ 2 Zwiebeln
- ✓ 2 Knoblauchzehen
- ✓ ½ Sellerieknolle
- ✓ 1 Stange Porree
- ✓ 2 Möhren
- ✓ 2 EL Butterschmalz
- ✓ 1 EL Mehl
- ✓ 1 TL Kümmel
- ✓ 1 TL Thymian
- ✓ 1 Prise Liebstöckel
- ✓ 500 ml dunkles Bier (kein Malzbier!)
- ✓ 1 EL Weinessig
- ✓ Pfeffer, Salz, Zucker

Den Backofen auf 175 °C vorheizen. Zwiebeln und Knoblauch fein hacken. Sellerie, Porree und Möhren in feine Stücke schneiden. Butterschmalz in einer Pfanne erhitzen, das Fleisch darin scharf anbraten. Die Zwiebeln und den Knoblauch dazugeben und ein paar Minuten dünsten. Das Mehl darüber streuen. Alles in eine ovale Kasserolle füllen und das Gemüse untermischen. Mit Kümmel, Thymian, Liebstöckel, Salz und 1 Prise Zucker würzen. Das Bier und den Essig angießen. Mit Deckel im Ofen circa 2 Stunden schmoren. Vor dem Servieren mit Pfeffer, Salz und Zucker abschmecken.

***Tipp:* Dazu passt hervorragend eine Portion Wildreis. 4 EL Wildreis (gekocht) entsprechen 2 BE.**

Nährwertangabe: BE-frei (die geringe Menge Mehl pro Portion kann vernachlässigt werden)

Gebackenes Schnitzel

2 Portionen

- ✓ 2 Putenschnitzel
- ✓ 1 Zwiebel
- ✓ 1 Knoblauchzehe
- ✓ 200 g Champignons
- ✓ 1 Tomate
- ✓ Rapsöl
- ✓ 20 g saure Sahne
- ✓ 1 EL Weißwein
- ✓ Salz, Pfeffer
- ✓ 100 g Edamer (gerieben)

Den Backofen auf 180 °C vorheizen. Zwiebel und Knoblauch fein hacken. Champignons in dünne Scheiben schneiden. 1 TL Öl in einer Pfanne erhitzen. Die Zwiebeln und den Knoblauch glasig andünsten, die Champignons dazugeben und braten, bis die Flüssigkeit verdampft ist. Die saure Sahne und den Weißwein kurz mitköcheln lassen.

Öl in einer Pfanne erhitzen. Die Putenschnitzel auf jeder Seite 2–3 Minuten braten. Salzen und pfeffern. Die Schnitzel nebeneinander in eine mit wenig Öl bestrichene Auflaufform legen. Die Champignonmischung mit Salz und Pfeffer abschmecken und auf die Schnitzel geben.

Die Tomaten in Scheiben schneiden, in die Auflaufform legen und mit dem geriebenen Käse bestreuen.

10–15 Minuten backen, bis der Käse zerlaufen ist.

Nährwertangabe: BE-frei

Kotelett mit Butternutkürbis

2 Portionen

- ✓ 1 halber Butternutkürbis (ca. 500 g)
- ✓ 2 Knoblauchzehen
- ✓ 2 EL Olivenöl
- ✓ 2 Rosmarinzweige
- ✓ Salz, Pfeffer
- ✓ 2 Schweinekoteletts mit Knochen (je 250 g)
- ✓ 2 EL Rapsöl
- ✓ 1 EL Butter
- ✓ Salz, Pfeffer

Die Kerne und Fasern vom Kürbis gründlich entfernen. Knoblauch schälen. Die Kürbishälfte mit Knoblauch einreiben. Rosmarin, Salz und Pfeffer auf der Schnittfläche verteilen und mit Olivenöl beträufeln. Die Kürbishälfte in Alufolie einwickeln und gut verschließen. Bei 200 °C circa 40–50 Minuten auf mittlerer Schiene backen.

Die Koteletts mit Salz und Pfeffer würzen. Rapsöl in einer Pfanne erhitzen und die Koteletts von beiden Seiten anbraten. 1 TL Butter dazugeben, 1 Minute weiter anbraten. Die Koteletts auf ein Backblech legen und 6 Minuten im heißen Ofen ruhen lassen. Koteletts auf einem Teller anrichten. Ein wenig Bratfett darüber träufeln und ein Viertel Kürbis dazu servieren.

Nährwertangabe: Die Blutzuckerwirkung von Kürbis sollte individuell ausgetestet werden. Bis 200 Gramm gilt Kürbis als anrechnungsfrei.

Lammkarree mit Kichererbsenpüree

4 Portionen

- ✓ 1 Dose Kichererbsen (400 g)
- ✓ ca. 350 ml Hühnerbrühe
- ✓ 2 Zwiebeln
- ✓ 3 Knoblauchzehen
- ✓ 10 EL Olivenöl
- ✓ 2 EL Zitronensaft
- ✓ 60 g Sesammus (Tahin)
- ✓ gemahlener Kreuzkümmel, Salz, Pfeffer, Zucker
- ✓ 2 Lammkarrees (mit 6–8 Koteletts)
- ✓ 500 g Tomaten
- ✓ glatte Petersilie
- ✓ ½ rote Chilischote

Für das Kichererbsenpüree 1 Zwiebel klein würfeln und 2 Knoblauchzehen fein hacken. 3 EL Olivenöl in einem Topf erhitzen, die Zwiebel und den Knoblauch darin glasig werden lassen. Die Kichererbsen in ein Sieb schütten, mit kaltem Wasser abspülen und zu den Zwiebeln geben. 250 ml Hühnerbrühe dazugeben. Die Flüssigkeit fast vollständig einkochen lassen. Die Masse in den Mixbecher des Pürierstabs füllen und Zitronensaft, Sesammus, ½ TL Kreuzkümmel, Salz, Pfeffer zufügen und mit einem Pürierstab pürieren. Ist das Püree nicht cremig genug, noch Brühe dazugeben.

Für das Lammkarree 2 EL Olivenöl in einer Pfanne erhitzen. Das Lamm salzen, pfeffern und anbraten. Das Lamm auf ein Backblech stellen, sodass die Knochen nach oben zeigen. Für circa 14 Minuten bei 180 °C backen. Währenddessen die Tomaten vierteln, entkernen und in kleine Würfel schneiden. Eine Zwiebel fein würfeln. ½ Bund Petersilie fein hacken. 1 Knoblauchzehe mit einem Messer zerdrücken. Die halbe Chilischote in dünne Ringe schneiden. Alles mit 4 EL Olivenöl in eine Schüssel geben, mit einer Prise Zucker, Salz und Pfeffer abschmecken und gut verrühren.

Das Lamm aus dem Ofen nehmen, in Alufolie einwickeln und noch 5 Minuten ruhen lassen. Danach die Lammkarrees in einzelne Koteletts zerteilen. Die Lammkoteletts mit dem Kichererbsenpüree und dem Tomatenrelish auf einem Teller anrichten und mit etwas Olivenöl beträufeln.

Nährwertangabe: 3,5 BE. Testen Sie individuell aus, wie eine Portion Kichererbsenpüree auf Ihren Blutzucker wirkt.

Die »Grätchenfrage«

Lachs auf Gemüsegratin

4 Portionen

- ✓ 2 Zwiebeln
- ✓ 1 Stange Porree
- ✓ 1 kleine Aubergine
- ✓ 1 kleine Zucchini
- ✓ 3 Tomaten
- ✓ 200 g Champignons
- ✓ 250 ml Sojacuisine
- ✓ 4 Eier
- ✓ 2 Knoblauchzehen
- ✓ 1 TL Kräutersalz, schwarzer Pfeffer
- ✓ Rosmarin, Thymian
- ✓ 40 g geriebener Parmesan
- ✓ 4 Lachssteaks (je 180 g)
- ✓ 1 Zitrone
- ✓ 2 El Olivenöl

Zwiebeln in feine Ringe schneiden. Porree, Aubergine, Zucchini, Tomaten und Champignons in dünne Scheiben schneiden.

Backofen auf 225 °C vorheizen. Eine Auflaufform mit etwas Öl einfetten. Darin die Gemüsescheiben dachziegelartig einschichten und mit den Kräutern bestreuen.

Eier, Sojacuisine, Salz und Pfeffer verquirlen. Knoblauch in feine Stücke hacken und unterrühren. Die Eiermischung über das Gemüse gießen. Im Backofen abgedeckt auf mittlerer Schiene 20 Minuten backen. Danach den geriebenen Parmesan über das Gemüse streuen. Weitere 10 Minuten goldbraun überbacken.

Währenddessen den Lachs trocken tupfen. Eine halbe Zitrone auspressen und den Lachs mit dem Zitronensaft rundum beträufeln. Olivenöl in einer Pfanne erhitzen und den Lachs von beiden Seiten 2–3 Minuten braten.

Den Lachs auf einem Teller mit einer Scheibe Zitrone anrichten. Das Gemüsegratin dazu servieren.

Nährwertangabe: BE-frei

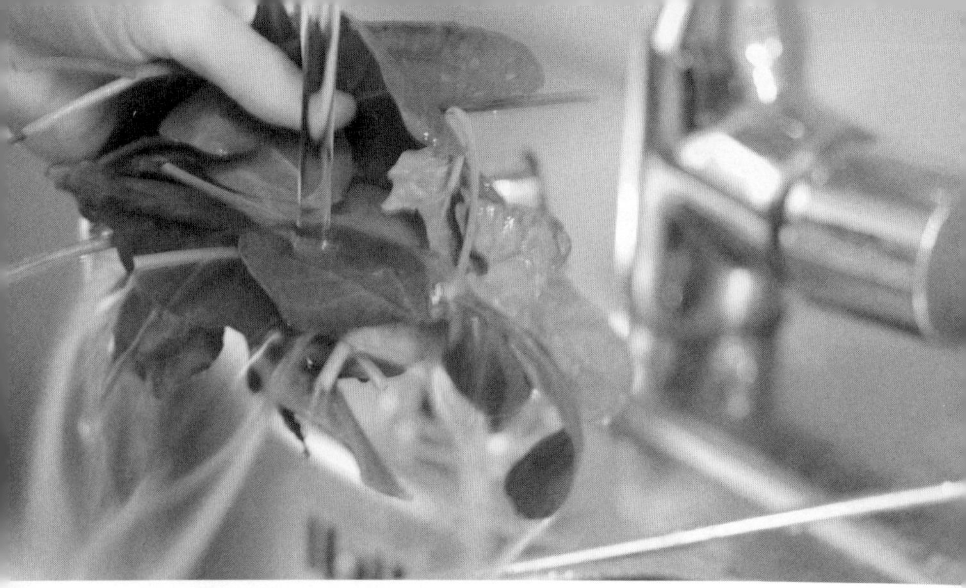

Lecker: frischer Blattspinat. Zum Beispiel zum Rotbarsch (Seite 144).

Kabeljau mit Basilikumbutter

2 Portionen

- ✓ 2 TK-Kabeljaufilets
- ✓ 50 g weiche Butter
- ✓ 1 Knoblauchzehe
- ✓ 1 EL Kapern
- ✓ 80 g schwarze Oliven
- ✓ 2 EL Zitronensaft
- ✓ Salz, Pfeffer, Cayennepfeffer
- ✓ Basilikum

Kabeljau nach Packungsanweisung auftauen lassen. Backofen auf 180 °C vorheizen. Basilikumblättchen in feine Streifen schneiden. Knoblauch fein hacken. Die Butter grob zerteilen, mit Salz, Pfeffer, den Basilikumstreifen und dem Knoblauch mit einer Gabel gut vermischen. Fischfilets kalt abbrausen, gut trocken tupfen. Auf beiden Seiten mit Salz und Cayennepfeffer würzen. Eine kleine Auflaufform mit 1 EL Basilikumbutter einfetten, die Filets hineinlegen und die restliche Butter in Flöckchen darauf verteilen.

Die Kapern und Oliven abtropfen lassen. Oliven halbieren. Die Kapern und die Olivenhälften zum Fisch geben, mit Zitronensaft beträufeln. Auf mittlerer Schiene 8–10 Minuten backen.

Nährwertangabe: BE-frei

Wirsing-Lachs-Auflauf

4 Portionen

- ✓ 500 g junger Wirsing
- ✓ 10 grüne Spargelstangen
- ✓ 10 Cocktailtomaten
- ✓ 4 Lauchzwiebeln
- ✓ 18 Scheiben Räucherlachs
- ✓ 500 ml Sahne
- ✓ 1 EL Butter
- ✓ 4 EL geriebener Gouda
- ✓ 3 Eier
- ✓ 1 Bund Dill
- ✓ Salz, Pfeffer

Backofen auf 180 °C vorheizen. Vom Wirsing die äußeren Blätter abzupfen und den Strunk keilförmig rausschneiden. Wirsing in Streifen schneiden. Die Streifen in kochendem Salzwasser 2 Minuten blanchieren. Gut abtropfen lassen. Die weißen und hellgrünen Teile der Lauchzwiebeln in feine Ringe schneiden. Butter in einem Topf erhitzen und die Lauchzwiebeln andünsten, Wirsing dazugeben.

Dill fein hacken. Die Sahne mit den Eiern verquirlen, Dill dazugeben und mit Salz und Pfeffer würzen. Eine ovale Auflaufform mit Butter einfetten. Den Boden mit Lachsscheiben bedecken. Abwechselnd Wirsingstreifen und Lachsscheiben schichten. Die Eier-Sahne-Mischung darüber gießen und 35 Minuten auf mittlerer Schiene backen. Währenddessen die Cocktailtomaten halbieren, die holzigen Enden vom Spargel großzügig abschneiden. Spargel kurz blanchieren und gut abtropfen lassen. Nach 35 Minuten die Form aus dem Ofen nehmen, Tomaten und Spargel dekorativ auf dem Auflauf verteilen, mit dem Käse bestreuen und weitere 10 Minuten backen.

Nährwertangabe: BE-frei

Rotbarsch auf Spinat

2 Portionen

- ✓ 2 TK-Rotbarschfilets
- ✓ 1 Knoblauchzehe
- ✓ Zitronensaft
- ✓ Butter
- ✓ Salz, Pfeffer
- ✓ 2 Tomaten
- ✓ 1 Bund Lauchzwiebeln
- ✓ 50 g frischer Blattspinat
- ✓ 100 g saure Sahne
- ✓ Basilikum

Den Backofen auf 200 °C vorheizen. Fischfilets nach Packungsanweisung auftauen lassen. Kalt abbrausen und trocken tupfen. Die Fischfilets mit Zitronensaft beträufeln und 15 Minuten ziehen lassen. Trocken tupfen und auf beiden Seiten mit Salz und Pfeffer würzen.

Die Tomaten in Scheiben schneiden. Die weißen und hellgrünen Teile der Lauchzwiebeln in feine Ringe schneiden. Den Spinat verlesen und waschen. Knoblauch fein hacken. Eine Auflaufform mit Butter einfetten.

Spinat, Zwiebeln und Knoblauch in die Form füllen. Die Tomaten darüber schichten. Die Fischfilets auf das Gemüse legen.

Basilikum in feine Streifen schneiden. Die saure Sahne glatt rühren, die Basilikumstreifen unterrühren, mit Salz und Pfeffer abschmecken. Über den Filets verteilen und 20–25 Minuten backen.

Nährwertangabe: BE-frei

Weißer Fisch im Speckmantel

2 Portionen

- ✓ 2 TK-Schollenfilets (je 200 g)
- ✓ 1 Rosmarinzweig
- ✓ Olivenöl
- ✓ 1 unbehandelte Zitrone
- ✓ 8 dünne Scheiben durchwachsener Räucherspeck
- ✓ 2 EL Mayonnaise
- ✓ 1 Bund grüner Spargel
- ✓ schwarzer Pfeffer

Den Backofen auf 200 °C vorheizen. Schale der Zitrone fein abreiben und die Zitrone auspressen. Rosmarin fein hacken. Die Fischfilets mit Zitronenschale, Rosmarin und Pfeffer würzen. Die Räucherspeckscheiben auf eine glatte Oberfläche legen, über jede Scheibe mit einem kräftigen Ruck mit einem Messerrücken streichen, damit die Scheiben noch dünner und breiter werden. 4 Scheiben nebeneinander legen, 1 Filet drauflegen und einwickeln. Wenig Olivenöl in einer Pfanne erhitzen und den Fisch 1 Minute braten. Danach die Pfanne für 10–12 Minuten in den Backofen schieben, bis der Speck goldbraun ist.

Währenddessen die Mayonnaise mit Zitronensaft und Pfeffer würzen. So viel Zitronensaft zugeben, dass die Mayonnaise einen Hauch zu sauer ist.

Die holzigen Enden vom Spargel großzügig abschneiden, den Spargel in kochendem Salzwasser 8–12 Minuten bissfest garen. Spargel herausheben, gut abtropfen lassen und in dem Sud der Fischpfanne wenden. Fischfilets neben dem Spargel auf einem Teller anrichten und mit der Zitronenmayonnaise übergießen.

> ***Tipp:* Zwei kleine Kartoffeln passen hervorragend dazu. 1 hühnereigroße Kartoffel entspricht 1 BE.**

Nährwertangabe: BE-frei

Überbackener Lachs

4 Portionen

- ✓ 600 g Lachsfilet
- ✓ 200 g Zucchini
- ✓ 600 g Kartoffeln
- ✓ 2 EL Zitronensaft
- ✓ 60 g Walnüsse
- ✓ 2 EL Paniermehl
- ✓ 14 Cocktailtomaten
- ✓ Olivenöl
- ✓ Basilikum, Thymian
- ✓ Salz, Pfeffer

Den Lachs kalt abbrausen und trocken tupfen. Mit Zitronensaft beträufeln und 15 Minuten ziehen lassen. Trocken tupfen und auf beiden Seiten mit Salz und Pfeffer würzen. Währenddessen Zucchini und Kartoffeln in sehr dünne Scheiben schneiden. Eine flache Auflaufform mit Olivenöl einfetten, den Lachs hineinlegen. Basilikum und Walnüsse fein hacken. Mit Thymian und Paniermehl gut vermischen, mit Salz und Pfeffer würzen. Tomaten halbieren und auf das Fischfilet legen. Zucchini- und Kartoffelscheiben gleichmäßig auf dem Fisch verteilen und mit der Kräuter-Nuss-Mischung bestreuen.

Im vorgeheizten Backofen 35 Minuten bei 180 °C backen.

> ***Tipp:* Zu einer Portion (2 BE) passt zum Sattwerden gut ein bunter Salat aus Paprika, Champignons, Radieschen, roten Zwiebeln und Tomaten.**

Nährwertangabe: Der Auflauf hat ca. 8 BE.

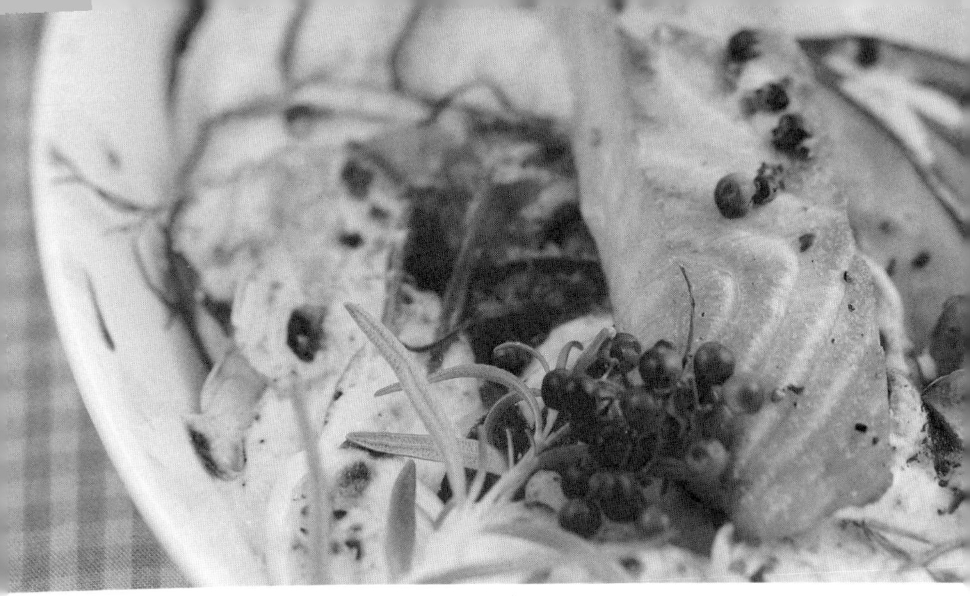

Lachs auf Gemüsegratin (Seite 141)

Eingebrockt und ausgelöffelt

Gemüsebrühe

»Brühwürfel«

- ✓ 120 g Tomaten
- ✓ 150 g Zwiebeln
- ✓ 80 g Möhren
- ✓ 30 g Porree
- ✓ 70 g Sellerie
- ✓ 15 g Petersilie
- ✓ 10 g Schnittlauch
- ✓ 50 g Meersalz

Das Gemüse grob zerkleinern. Tomaten entkernen. Das Gemüse mit dem Salz im Mixer gründlich zerkleinern. Die Masse in ein flaches Gefäß geben und 7–8 Stunden bei 75 °C im Ofen trocknen. Das getrocknete Gemüse nochmals gut vermischen und das Pulver gut verschlossen lagern. 1 TL für 200 ml Wasser.

Tipp: ***Für Brühwürfel ohne Glutamat.***

Tomaten-Bohnen-Suppe

2 Portionen

- ✓ 4 Lauchzwiebeln
- ✓ 1 Knoblauchzehe
- ✓ 1 EL Olivenöl
- ✓ 1 kleine Dose weiße Bohnen (250 g)
- ✓ 1 kleine Dose geschälte Tomaten
- ✓ 200 ml Gemüsebrühe
- ✓ 1 EL Aceto balsamico
- ✓ Oregano
- ✓ Salz, Cayennepfeffer
- ✓ 2 Prisen Zucker

Die weißen und die hellgrünen Teile der Lauchzwiebeln in dünne Ringe schneiden. Die Knoblauchzehe fein hacken. Olivenöl in einem Topf erhitzen. Lauchzwiebeln und Knoblauch darin unter Rühren 2–3 Minuten dünsten. Die Bohnen in ein Sieb abgießen, kalt abbrausen und gut abtropfen lassen. Tomaten von ihrem Strunk befreien und grob zerkleinern. Die Bohnen mit den Tomaten zu den Zwiebeln in den Topf geben. Gemüsebrühe angießen. 8–10 Minuten köcheln lassen. Ein paar Bohnen aus der Suppe herausnehmen. Die Suppe mit einem Pürierstab fein pürieren. Mit Essig, Oregano, Salz, Cayennepfeffer und Zucker abschmecken. Die herausgenommenen Bohnen wieder in die Suppe geben und servieren.

Nährwertangabe: Hülsenfrüchte müssen individuell ausgetestet werden.

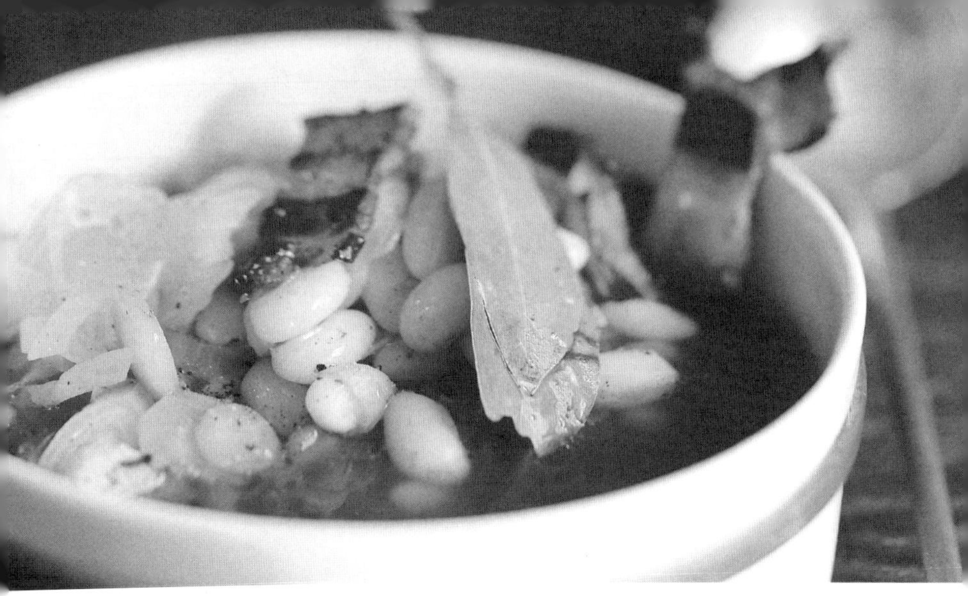

Pikanter Bohneneintopf (Seite 151)

Exotische Tomatensuppe

2 Portionen

- ✓ 3 Lauchzwiebeln
- ✓ 1 Knoblauchzehe
- ✓ 400 ml passierte Tomaten
- ✓ 1 EL Rapsöl
- ✓ ¼ l Kokosmilch
- ✓ 100 ml Gemüsebrühe
- ✓ 2 EL frisch gepresster Orangensaft
- ✓ 3 Msp. Sambal Oelek
- ✓ 2–3 Prisen Zucker
- ✓ 3 Prisen Kreuzkümmel
- ✓ Salz, Cayennepfeffer

Die weißen und die hellgrünen Teile der Lauchzwiebeln in dünne Ringe schneiden. Die Knoblauchzehe fein hacken. Öl in einem Topf erhitzen. Lauchzwiebeln und Knoblauch darin 3 Minuten andünsten. Kokosmilch, Tomaten, Gemüsebrühe und Orangensaft dazugeben. Circa 7 Minuten bei kleiner Hitze köcheln lassen. Mit Salz, Kreuzkümmel, Zucker, Sambal Oelek und Cayennepfeffer würzen.

Tipp: ***Dazu ein bis zwei Scheiben Toast (1 Scheibe Toast = 1 BE) oder Ciabatta. Passt gut als Vorspeise zu einem deftigen Omelett.***

Nährwertangabe: BE-frei

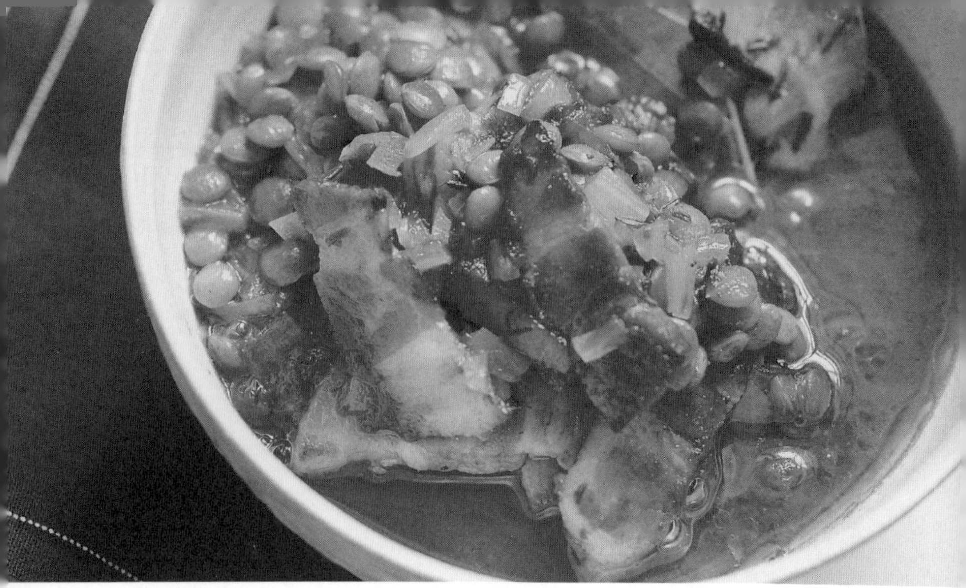

Linsensuppe (Seite 152)

Linseneintopf

2 Portionen

- ✓ 1 Zwiebel
- ✓ 1 Knoblauchzehe
- ✓ 2 EL Tomatenmark
- ✓ 1 Möhre
- ✓ ½ Stange Porree
- ✓ 2 Tomaten
- ✓ 75 g Linsen (Trockengewicht)
- ✓ 100 g Feta
- ✓ 1 EL Olivenöl
- ✓ Gemüsebrühe
- ✓ Salz, Pfeffer, Majoran

Die Linsen laut Packungsanweisung einweichen. Das Einweichwasser wegschütten. Die Linsen in Gemüsebrühe circa 15 Minuten bissfest garen. Zwiebel und Knoblauch fein hacken.

Die Porreestange längs halbieren und in Streifen schneiden. Tomaten und Möhre klein schneiden. Olivenöl in einem Topf erhitzen. Zwiebel, Möhre, Knoblauch, Porree und zuletzt die Tomaten unter Rühren dünsten. Das Tomatenmark und die in Gemüsebrühe gegarten Linsen dazugießen. Mit Salz, Pfeffer und Majoran würzen. Feta zerbröseln und über die Suppe streuen.

Nährwertangabe: Hülsenfrüchte müssen individuell ausgetestet werden.

Pikanter Bohneneintopf

4 Portionen

- ✓ 500 g Schweinenacken ohne Knochen
- ✓ 250 g geschälte Tomaten aus der Dose
- ✓ 600 g TK-Brechbohnen
- ✓ 2 kleine Zwiebeln
- ✓ 1 EL Butterschmalz
- ✓ 1 grüne Paprika
- ✓ 1 Knoblauchzehe
- ✓ ¼ l Fleischbrühe
- ✓ Salz, Pfeffer
- ✓ Petersilie

Das Fleisch in kleine Stücke schneiden. Die Zwiebeln fein hacken. Butterschmalz in einem großen Topf erhitzen, darin das Fleisch und die Zwiebeln scharf anbraten.

Paprika in kleine Stücke schneiden, Knoblauch hacken und dazugeben. Die Bohnen hinzufügen. Tomaten entstielen und zusammen mit dem Saft zufügen. 5 Minuten bei großer Hitze schmoren lassen. Gelegentlich umrühren. Mit ¼ l Fleischbrühe löschen. Mit Salz, Pfeffer und gehackter Petersilie würzen. 15–20 Minuten bei geringer Hitze köcheln lassen.

Nährwertangabe: Hülsenfrüchte müssen individuell ausgetestet werden.

Linsensuppe

4 Portionen

- ✓ 250 g Tellerlinsen
- ✓ Brühwürfel für 1 l Flüssigkeit
- ✓ 300 g Beinscheibe
- ✓ 500 g Schälrippchen
- ✓ 2 Mettwürstchen
- ✓ 1 Stange Porree
- ✓ 2 Möhren
- ✓ 1 Stück Sellerie
- ✓ Salz, Pfeffer
- ✓ Petersilie

Fleisch in einen großen Topf legen. Linsen darüber streuen. Circa 3 Liter Wasser dazugeben und zum Kochen bringen. Brühwürfel dazugeben. Bei mittlerer Hitze 1 Stunde abgedeckt köcheln lassen.

Mettwurst in Scheiben schneiden und nach 1 Stunde dazugeben. 10 Minuten köcheln lassen. Währenddessen die Möhren in feine Scheiben schneiden. Den Sellerie würfeln. Das Gemüse dazugeben und weitere 10 Minuten köcheln lassen. Den Porree in dünne Scheiben schneiden und dazugeben. Nochmals 10 Minuten köcheln lassen. Mit Petersilie, Salz und Pfeffer würzen. Die Beinscheibe herausnehmen, das Fleisch in kleine Würfel schneiden, die Würfel wieder zur Suppe geben. Die Rippchen herausnehmen.

Nährwertangabe: Hülsenfrüchte müssen individuell ausgetestet werden.

Erbsensuppe

4 Portionen

- ✓ 125 g grüne Erbsen
- ✓ 100 g Schälerbsen
- ✓ 500 g Kasseler (geräuchert)
- ✓ 4 Wiener Würstchen
- ✓ 2 Möhren
- ✓ 1 Stück Sellerie
- ✓ 1 Stange Porree
- ✓ Brühwürfel für 1 l Wasser
- ✓ Salz, Pfeffer
- ✓ Petersilie

Die grünen Erbsen über Nacht in 3 Liter Wasser einweichen.

Das Fleisch zu den Erbsen in den Topf geben. Erbsen und Fleisch kochen lassen. Schälerbsen und Brühwürfel hinzufügen. 60–75 Minuten bei geringer Hitze köcheln lassen.

Möhren in dünne Scheiben schneiden. Sellerie in feine Würfel schneiden. Porree in Ringe schneiden.

Möhren und Sellerie dazugeben, weitere 10 Minuten köcheln lassen. Danach den Porree hinzufügen und nochmals 10 Minuten köcheln lassen. Mit Salz, Pfeffer und der gehackten Petersilie würzen. Die Wiener Würstchen in heißem Wasser warm machen, das Kasseler herausnehmen und in Scheiben schneiden. Würstchen und Kasseler zur Suppe reichen.

Tipp:* *Beim Kauf der Erbsen darauf achten, dass sie mindestens noch 1,5 Jahre haltbar sind. Ansonsten werden sie nicht weich!

Nährwertangabe: Hülsenfrüchte müssen individuell ausgetestet werden.

Weiße Bohnensuppe

4 Portionen

- ✓ 250 g weiße Bohnen
- ✓ 500 g dicke Rippe (geräuchert)
- ✓ Brühwürfel für 1 l Flüssigkeit
- ✓ 1 Knoblauchzehe
- ✓ 1 kleine Dose geschälte Tomaten
- ✓ 1 Stange Porree
- ✓ 1 rote Paprika
- ✓ 1 gelbe Paprika
- ✓ 1 Stück Sellerie
- ✓ Salz, Pfeffer
- ✓ Basilikum, Oregano, Bohnenkraut, Majoran, Petersilie

Die Bohnen in 3 Liter Wasser über Nacht einweichen. Die Rippe dazugeben und zum Kochen bringen. Brühwürfel hinzufügen. 60–75 Minuten bei geringer Hitze köcheln lassen.

Währenddessen die Paprikaschoten in kleine Stücke schneiden. Die Möhren in dünne Scheiben, den Porree in feine Ringe und den Sellerie in kleine Würfel schneiden. Die Knoblauchzehe fein hacken. Den Stielansatz von den Tomaten entfernen und die Tomaten grob zerkleinern.

Nach den 60–75 Minuten das Gemüse, den Knoblauch und die Tomaten mitsamt dem Saft dazugeben. Nochmals 10 Minuten köcheln lassen. Mit Basilikum, Oregano, Bohnenkraut, Majoran, Petersilie, Salz und Pfeffer würzen.

Die dicke Rippe rausnehmen und die Suppe servieren.

Tipp:* *Je nach Geschmack kann die Wassermenge variiert werden. Zuerst weniger Wasser dazugeben, wenn es ein besser sättigender Eintopf werden soll.

Nährwertangabe: Hülsenfrüchte müssen individuell ausgetestet werden.

Scharfer Kichererbseneintopf

4 Portionen

- ✓ 4 grobe Bratwürstchen
- ✓ 1 EL Olivenöl
- ✓ 300 g Möhren
- ✓ 200 g Staudensellerie
- ✓ 1 Bund Lauchzwiebeln
- ✓ 2 getrocknete Chilischoten
- ✓ 2 EL Tomatenmark
- ✓ 400 g Kichererbsen (Dose)
- ✓ 4–5 mittelgroße Tomaten
- ✓ 350 ml Fleischbrühe
- ✓ Salz, Pfeffer, Zucker
- ✓ Petersilie

Die Pelle von den Bratwürstchen entfernen. Kleine Bällchen aus dem Wurstfleisch formen. Öl in einem Topf erhitzen, die Bällchen 3 Minuten kräftig anbraten. Die Bällchen aus dem Topf nehmen und beiseitelegen.

Möhren und Staudensellerie in kleine Würfel schneiden und in dem Topf kurz anbraten. Die Chilischoten klein schneiden und zu dem Gemüse geben. Tomatenmark zufügen. Kichererbsen in ein Sieb abgießen, kalt abspülen, gut abtropfen lassen und unterrühren. Tomaten grob zerkleinern, ebenfalls dazugeben. Brühe zugießen und circa 15 Minuten einkochen lassen. Die weißen und hellgrünen Teile der Lauchzwiebeln in dünne Ringe schneiden und in den Eintopf geben. Die Wurstbällchen dazugeben. Mit Salz, Pfeffer, einer Prise Zucker würzen und nochmals ein paar Minuten bei geringer Hitze köcheln lassen. Petersilie klein hacken und darüber streuen.

Nährwertangabe: 3,5 BE, Hülsenfrüchte müssen individuell ausgetestet werden.

Kohlrabicremesuppe mit Lachsbällchen

4 Portionen

- ✓ 3 mittelgroße Kohlrabi
- ✓ 1 Zwiebel
- ✓ 2 EL Butter
- ✓ 1 l Gemüsebrühe
- ✓ Kerbel (getrocknet)
- ✓ 125 ml Sahne
- ✓ 2 EL Sahne für die Bällchen
- ✓ Salz, Pfeffer
- ✓ 2 Lachsfilets
- ✓ 1 Ei

Lachsfilets grob zerkleinern, mit Ei und Sahne pürieren. Mit 2 Teelöffeln zu kleinen Bällchen formen. Die Lachsbällchen mindestens 1 Stunde abgedeckt im Kühlschrank kalt stellen.

Kohlrabi und Zwiebel in feine Würfel schneiden und in ausgelassener Butter andünsten. Gemüsebrühe zugießen und circa 25 Minuten mit Deckel köcheln lassen.

Alles im Mixer pürieren, zurück in den Topf geben, mit Sahne aufkochen lassen und mit Salz, Pfeffer, Kerbel würzen.

Fünf Minuten vor dem Servieren die Bällchen in die köchelnde Suppe legen und garen lassen.

> ***Tipp:* Die Lachsbällchen vorbereiten! Sind sie nicht kalt genug, werden sie nicht fest.**

Nährwertangabe: BE-frei

Gut gerührt oder geschüttelt

Guacamole

- ✓ 1 reife Avocado
- ✓ 1 Knoblauchzehe
- ✓ 1 EL Joghurt
- ✓ 2 EL Zitronensaft
- ✓ 1 TL Olivenöl
- ✓ 1 kleiner Bund Dill
- ✓ Salz, schwarzer Pfeffer

Knoblauch fein hacken. Avocado halbieren, Stein rauslösen und das Fruchtfleisch mit einem Löffel von der Schale lösen. Mit Zitronensaft, Knoblauch, Öl und Joghurt pürieren. Die einzelnen Dillblättchen unter die Guacamole ziehen. Mit Salz und Pfeffer würzen. Den Kern in die Creme drücken und bis zum Verzehr kalt stellen.

Nährwertangabe: BE-frei

Kräuterbutter

- ✓ 250 g Butter
- ✓ ca. 1 EL Zitronensaft
- ✓ 2 Knoblauchzehen
- ✓ Petersilie, Schnittlauch
- ✓ Salz

Die Butter weich werden lassen und in eine Rührschüssel geben. Die Knoblauchzehen durchpressen. Petersilie und Schnittlauch fein hacken. Jeweils 1 EL zur Butter geben. Mit Zitronensaft und Salz je nach Geschmack würzen und alles gut durchmischen.

Tipp:* *Kräuterbutter kann hervorragend eingefroren werden. Die Butter auf Alufolie legen, eine Rolle formen und einfrieren. Bei Bedarf einfach eine Scheibe abschneiden.

Nährwertangabe: BE-frei

Kräuterdip

- ✓ 1 Schalotte
- ✓ 1 Knoblauchzehe
- ✓ 200 g Quark
- ✓ 2 EL Joghurt
- ✓ 2 EL Milch
- ✓ 1 Msp. Paprikapulver edelsüß
- ✓ Salz, Pfeffer
- ✓ Kräuter (z. B. Petersilie, Schnittlauch, Basilikum)

Schalotte und Knoblauch fein würfeln. Mit Quark, Joghurt, Milch, Paprikapulver, Salz und Pfeffer cremig rühren. Die gehackten Kräuter untermischen.

***Tipp:* Zum Dippen eignen sich Möhren, Gurken, Paprika, Radieschen, Kohlrabi & Co.**

Nährwertangabe: ca. 1 BE

Mediterrane Quarkcreme

- ✓ 250 g Quark (40 % Fett)
- ✓ ½ rote Paprika
- ✓ 2–3 Lauchzwiebeln
- ✓ 3–4 getrocknete Tomaten (in Öl)
- ✓ Salz, weißer Pfeffer, Paprikapulver edelsüß

Die weißen und hellgrünen Teile der Lauchzwiebeln in sehr feine Ringe schneiden. Die Paprika in sehr feine Würfel schneiden, die getrockneten Tomaten sehr klein schneiden. Den Quark untermischen und cremig rühren. Mit Salz, Pfeffer und Paprikapulver kräftig würzen. Nach Bedarf etwas Öl der Tomaten dazugeben.

***Tipp:* Salatherzen mit der Creme bestreichen, zusammenrollen und genießen!**

Nährwertangabe: ca. 1 BE

Mayonnaise

- ✓ 1 Eigelb
- ✓ 1 Prise Salz
- ✓ 1 Prise Zucker
- ✓ weißer Pfeffer
- ✓ 1 EL Zitronensaft
- ✓ 1 TL Senf
- ✓ 125 ml Rapsöl

Eigelb, Salz, Zucker, Pfeffer, Zitronensaft und Senf gut verrühren. Alles in einen hohen, schmalen Rührbecher geben. Mit dem Zauberstab rühren. Das Öl behutsam in einem dünnen Strahl dazugeben. Auf kräftigster Stufe mixen. Den Zauberstab hochziehen. Die Mayonnaise sollte schön cremig werden.

Tipp: ***Darauf achten, dass alle Zutaten Zimmertemperatur haben, sonst emulgiert die Mayonnaise nicht so gut. Ist sie zu flüssig, einen Esslöffel kaltes Wasser dazugeben.***

Nährwertangabe: BE-frei

Sherry-Gorgonzola-Creme

- ✓ 175 g Gorgonzola oder Roquefort
- ✓ 100 g Butter
- ✓ Salz, Pfeffer
- ✓ 1 EL trockener Sherry

Den Käse mit einer Gabel gut zerdrücken. Die Butter schaumig rühren, den Käse dazugeben und vermischen. Mit Sherry, einer Prise Salz und Pfeffer abschmecken.

Tipp: ***Passt zu allen frischen Gemüsesorten. Mit Vorsicht zu genießen – sehr kalorienreich!***

Nährwertangabe: BE-frei

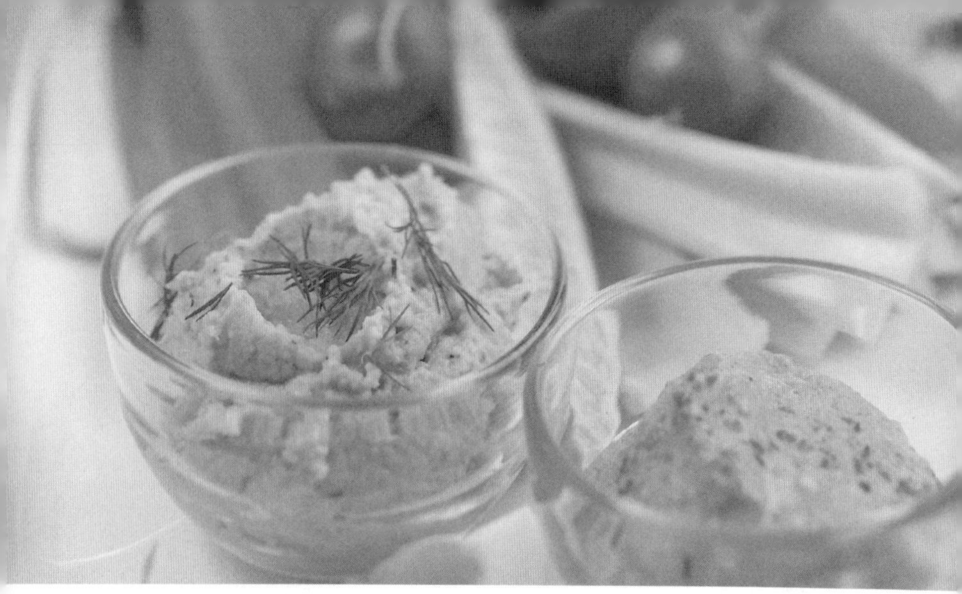

Guacamole (Seite 157)

Raffinierter Hüttenkäse

- ✓ 200 g körniger Frischkäse
- ✓ 7 Radieschen
- ✓ 2 Lauchzwiebeln
- ✓ Schnittlauch
- ✓ ½ TL Zitronensaft
- ✓ Salz, Pfeffer

Radieschen ganz fein hobeln. Die weißen und hellgrünen Teile der Lauchzwiebeln in feine Ringe schneiden. Mit dem Frischkäse vermischen und mit Schnittlauch, Salz, Pfeffer und Zitronensaft abschmecken.

***Tipp:* Passt gut zu Salatherzen. Die Herzen bestreichen und zusammenrollen.**

Nährwertangabe: BE-frei

Dreierlei Dip: rot

- ✓ 1 Schalotte
- ✓ 2 Tomaten
- ✓ 1 Knoblauchzehe
- ✓ ½ Chilischote
- ✓ 1 EL Honig
- ✓ 2 EL Crème fraîche

Tomaten häuten und entkernen. Schalotte und Knoblauch hacken. Chilischote entkernen und zerkleinern. Crème fraîche und Honig dazugeben. Alles mit einem Zauberstab pürieren. Mit Salz und Pfeffer abschmecken.

Nährwertangabe: BE-frei (die geringe Menge Honig kann vernachlässigt werden)

Dreierlei Dip: weiß

- ✓ 50 g Edelschimmelkäse
- ✓ 2 EL Milch
- ✓ 150 g Quark
- ✓ Salz, Pfeffer

Den Käse mit einer Gabel gut zerdrücken und mit der Milch glatt rühren. Den Quark dazugeben und gut verrühren. Mit Salz und Pfeffer abschmecken.

Nährwertangabe: 0,5 BE

Dreierlei Dip: grün

- ✓ 1 EL Olivenöl
- ✓ ½ TL Dijon-Senf
- ✓ 200 g Joghurt (10 % Fett)
- ✓ ½ Bund gemischte Kräuter (zum Beispiel Petersilie, Basilikum, Schnittlauch, Kerbel)
- ✓ Salz, Pfeffer

Die Kräuter gut zerhacken, mit Öl, Senf und Joghurt verrühren. Mit Salz und Pfeffer abschmecken.

Tipp:* *Dazu frisches Gemüse wie Möhren, Kohlrabi, Paprika, Staudensellerie, Fenchel.

Nährwertangabe: weniger als 1 BE

Schinkencreme

- ✓ 250 g Magerquark
- ✓ 400 g Frischkäse
- ✓ 4 EL Milch
- ✓ 2 Frühlingszwiebeln
- ✓ 150 g Lachsschinken
- ✓ Salz, Pfeffer, Paprika

Quark mit Frischkäse und Milch gut verrühren. Frühlingszwiebeln und Lachsschinken klein schneiden. Unter die Masse heben. Mit Salz, Pfeffer, Paprika abschmecken.

Tipp:* *Dazu frisches Gemüse wie Möhren, Kohlrabi, Paprika, Staudensellerie, Fenchel.

Nährwertangabe: weniger als 1 BE

Balsamicovinaigrette

- ✓ 3 EL Aceto balsamico
- ✓ 4 EL Olivenöl
- ✓ ½ TL Senf
- ✓ 1 Knoblauchzehe
- ✓ Salz, Pfeffer,
- ✓ 2 Prisen Zucker

Knoblauchzehe fein hacken. Senf, Salz, Pfeffer, Knoblauch und Zucker mit dem Essig gut verrühren. Öl dazugeben und nochmals gut verrühren.

Nährwertangabe: BE-frei

Joghurtdressing

- ✓ 200 g Joghurt
- ✓ 1 TL Balsamico, weiß
- ✓ 1 EL Honig
- ✓ 2 EL Crème fraîche
- ✓ Saft von einer Zitrone
- ✓ Schnittlauch, Petersilie
- ✓ Salz, Pfeffer

Alle Zutaten vermischen und glatt rühren. Mit Salz und Pfeffer würzen.

Tipp:* *Lässt sich zahlreich verfeinern. Zum Beispiel mit Knoblauch oder anderen Kräutern oder Gewürzen.

Nährwertangabe: Gesamt ca. 2 BE

Olivenvinaigrette

- ✓ 3 EL Olivenöl
- ✓ 1 TL Aceto balsamico
- ✓ ½ Limette
- ✓ 3 schwarze Oliven
- ✓ 3 grüne Oliven
- ✓ Salz, Pfeffer

Oliven sehr klein schneiden. Limette auspressen. Limettensaft, Balsamico, Salz und Pfeffer gut verrühren. Öl dazugeben und nochmals gut verrühren. Die Olivenstückchen unterheben.

Nährwertangabe: BE-frei

Einfache Salatsauce

- ✓ 1 EL Olivenöl
- ✓ 2 EL Rapsöl
- ✓ 1 EL Balsamico, weiß
- ✓ ½ TL Senf
- ✓ 1 EL Honig
- ✓ Schnittlauch, Petersilie
- ✓ Spritzer Orangensaft
- ✓ Salz, Pfeffer

Alle Zutaten vermischen und gut verrühren. Das Öl zuletzt zugeben und nochmals gut verrühren.

Nährwertangabe: Gesamt ca. 1 BE

Feurige Vinaigrette

- ✓ 3 EL Erdnußöl
- ✓ 1 EL Weißweinessig
- ✓ ½ Limette
- ✓ ½ TL Sambal Oelek
- ✓ 1 Chilischote
- ✓ Salz, Zucker

Die Schale der Limette abreiben. Limette auspressen. Mit Essig, Sambal Oelek, einer Prise Zucker und Salz gut verrühren. Öl zuletzt dazugeben und nochmals gut verrühren (oder im geschlossenen Gefäß schütteln). Chilischote klein schneiden und untermischen.

Nährwertangabe: BE-frei

Zum Abrunden, ohne rund zu werden

Melone mit Parmaschinken

2 Portionen

- ✓ ½ Honig- oder Galiamelone (300 g)
- ✓ 100 g Parmaschinken
- ✓ Zitronensaft
- ✓ Pfeffer

Melone entkernen, in 4 Spalten schneiden. Das Fruchtfleisch von der Schale lösen. Schinken um die Schiffchen wickeln und wieder in die Schale legen. Auf zwei Tellern anrichten, mit etwas Zitronensaft und Pfeffer würzen.

Nährwertangabe: ca. 0,75 BE pro Portion

Pfirsich mit Pistazien

4 Portionen

- ✓ 4 reife mittelgroße Pfirsiche (je 125 g)
- ✓ 250 ml Milch (1,5 % Fett)
- ✓ 2 TL Zitronensaft
- ✓ 50 g abgezogene Mandeln
- ✓ Ingwerpulver
- ✓ ½ reife Avocado
- ✓ 50 g Pistazien
- ✓ 1 EL Honig
- ✓ 1 TL Zimt

Mandeln mit 125 ml Milch, 1 TL Zitronensaft und 1 Prise Ingwer pürieren. Diese Sauce kühl stellen. Avocado entkernen und das Fruchtfleisch von der Schale lösen. Die Avocadostücke mit 125 ml Milch, Pistazien, Honig, 1 TL Zitronensaft und 1 TL Zimt ebenfalls mit dem Pürierstab pürieren. Pfirsiche in Spalten schneiden. Die Pfirsichspalten auf einem Teller verteilen. Die Pistazien- und die Mandelsauce um die Spalten gießen und servieren.

Nährwertangabe: ca. 1 BE pro Portion

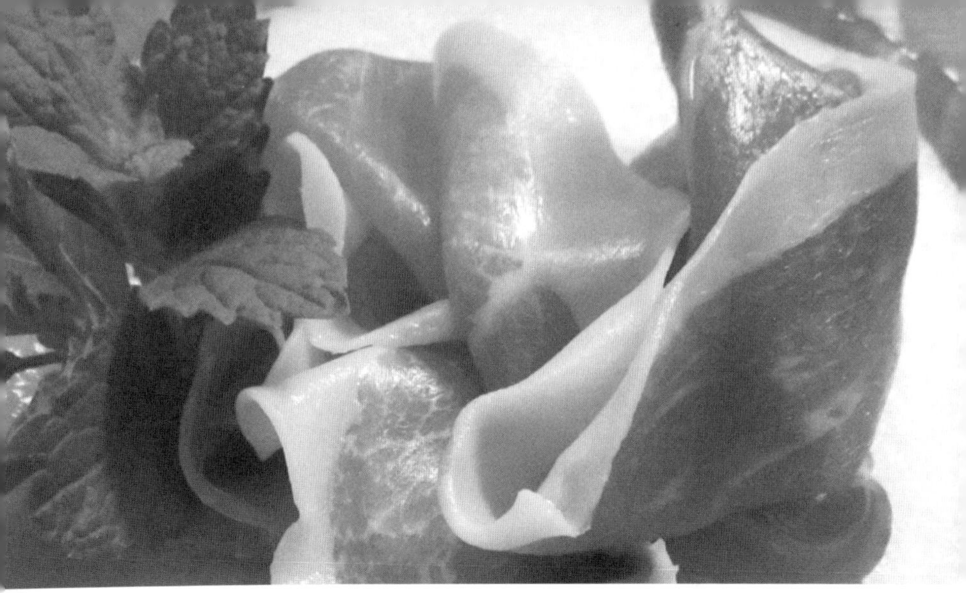

Melone mit Parmaschinken (Seite 164)

Johannisbeerenparfait

2 Portionen

- ✓ 75 g Joghurt (1,5 % Fett)
- ✓ 120 g Johannisbeeren
- ✓ 1 TL Limettensaft
- ✓ 1 Eiweiß
- ✓ 1 TL Zucker

Eiweiß steif schlagen. Joghurt mit Limettensaft und Süßstoff glatt rühren und das Eiweiß unterheben. Ein Viertel der Johannisbeeren mit der Masse vermischen und in eine mit Frischhaltefolie ausgelegte kleine Form füllen. Mindestens 6 Stunden einfrieren. Die restlichen Beeren pürieren, mit Zucker süßen. Die Form kurz in heißes Wasser tauchen und das Parfait stürzen. In 2 Teile schneiden und mit den passierten Johannisbeeren anrichten.

Nährwertangabe: ca. 0,5 BE pro Portion

Luftige Käsetorte

12 Stück

Für den Boden:

- ✓ 2 Eier
- ✓ 50 g Zucker
- ✓ 1 Msp. abgeriebene Zitronenschale
- ✓ 50 g Mehl
- ✓ 25 g Speisestärke
- ✓ Salz

Für die Creme:

- ✓ 2 Eier
- ✓ ½ Vanilleschote
- ✓ 6 Blatt Gelatine
- ✓ 500 g Magerquark
- ✓ Saft und abgeriebene Schale einer Zitrone
- ✓ 20 g Zucker
- ✓ 1 TL flüssiger Süßstoff
- ✓ 3 EL Mineralwasser mit Kohlensäure
- ✓ 1 Eiweiß
- ✓ 1 Prise Salz
- ✓ 2 Kiwis
- ✓ 1 Blutorange

Den Backofen auf 170 °C vorheizen. Für den Boden die Eier trennen. Eigelbe mit 2 EL heißem Wasser schaumig schlagen. Zitrone abreiben. Den Zucker und die Zitronenschale zugeben und weiter schaumig mixen. Eiweiße mit einer Prise Salz sehr steif schlagen, Eischnee auf die Masse geben. Mehl und Stärke auf die Masse rieseln lassen und vorsichtig unterheben. Die Masse in eine gefettete Backform geben und circa 30 Minuten backen. Nach dem Backen gut auskühlen lassen.

Für die Creme die Eier trennen. Das Mark aus der Vanilleschote herausschaben. Die Gelatine nach Packungsanweisung vorbereiten. Den Quark mit Eigelben, Zitronensaft, Zitronenschale, Zucker, Mineralwasser, Süßstoff und dem Vanillemark cremig rühren. Die aufgelöste Gelatine unter die Creme rühren. 30 Minuten in den Kühlschrank stellen. Die Eiweiße mit einer Prise Salz steif schlagen, unter die Masse ziehen.

Den Tortenboden auf eine Tortenplatte setzen, Tortenring darum schließen. Die Masse sorgfältig auf dem Boden verteilen. Mindestens 4 Stunden kalt stellen. Die Kiwis und die Orange in dünne Scheiben schneiden und kurz vor dem Servieren jedes Tortenstück mit einer Scheibe Obst dekorieren.

Nährwertangabe: ca. 1,5 BE pro Stück

Rotkäppchenschnitte

Für 9 Schnitten

- ✓ 3 Blatt Gelatine
- ✓ 300 g Joghurt
- ✓ Butter
- ✓ 200 g griechischer Joghurt (10 % Fett)
- ✓ 1 Vanilleschote
- ✓ 1 Päckchen Vanillezucker
- ✓ Vanillearoma
- ✓ 150 g weiches Mangofruchtfleisch
- ✓ 200 g TK-Erdbeeren oder TK-Himbeeren
- ✓ 2 Blatt rote Gelatine

Die weiße Gelatine 5 Minuten in kaltem Wasser einweichen. Den Joghurt mit dem griechischen Joghurt in einen hohen Rührbecher geben. Das Mark der Vanilleschote auskratzen. Mit ½ Päckchen Vanillezucker und einigen Tropfen Vanillearoma unter den Joghurt rühren. Die Mango schälen, das Fruchtfleisch vom Kern lösen und in grobe Stücke schneiden. Mango pürieren und unter den Joghurt ziehen. Die Gelatineblätter leicht ausdrücken und in einem kleinen Topf bei geringer Hitze erwärmen, bis sich die Gelatine aufgelöst hat. Dann zügig 2 EL der Mango-Joghurt-Creme einrühren und diese Mischung sofort unter die Joghurtcreme rühren. Eine Brownieform (etwa 22 x 22 cm) dünn mit Butter einfetten. Die Creme darin gleichmäßig verteilen. Mindestens für 2 Stunden kalt stellen. Frühestens nach 1 ½ Stunden die Erdbeeren antauen lassen. Nach 30 Minuten mit dem restlichen Vanillezucker pürieren. Nach Geschmack mit ein wenig Vanillearoma verfeinern. Die rote Gelatine 5 Minuten in heißem Wasser einweichen. Die Gelatine ausdrücken und wie beschrieben erwärmen. 2 EL Erdbeerpüree hineinrühren, diese Mischung zügig unter das Erdbeerpüree mischen. Die Erdbeermasse auf die erkaltete Joghurt-Mango-Creme gießen und gleichmäßig verteilen. Noch einmal mindestens 2 Stunden kühl stellen.

Nährwertangabe: ca. 0,5 BE pro Stück

Joghurtmousse

4 Portionen

- ✓ 250 g Joghurt (1,5 % Fett)
- ✓ 3 Blatt weiße Gelatine
- ✓ 1 Eiweiß
- ✓ ½ Limette
- ✓ 1 TL Zucker
- ✓ 1 Kiwi

Eiweiß steif schlagen. Joghurt mit Limettensaft und Zucker glatt rühren. Gelatine nach Packungsanleitung auflösen und in den Joghurt einrühren. Beginnt der Joghurt fest zu werden, Eischnee unterheben. Masse in 4 Souffleförmchen füllen und mindestens 1 Stunde kalt stellen. Förmchen kurz unter heißes Wasser halten und stürzen. Kiwi in Scheiben schneiden und mit der Mousse servieren.

Nährwertangabe: ca. 0,5 BE pro Portion

Mangosorbet mit Kokoscreme

2 Portionen

- ✓ 1 Mango (300 g)
- ✓ 1 kleines Stück Ingwer
- ✓ Saft und abgeriebene Schale einer Limette
- ✓ 50 ml Kokosmilch
- ✓ 100 g Joghurt
- ✓ 100 ml Schlagsahne
- ✓ 1 EL Kokosflocken
- ✓ 2 Minzblätter

Das Fruchtfleisch der Mango in Spalten vom Kern lösen. Ingwer schälen und grob zerkleinern. Mango, Ingwer, Limettensaft, Limettenschale, Kokosmilch und Joghurt mit dem Zauberstab pürieren. Die Sahne steif schlagen und die Kokosflocken unterheben. Die Sahne unter die Mangomasse heben.

Die Masse in eine flache Schale füllen und über Nacht einfrieren. Das Mangosorbet in Dessertgläschen füllen und mit einem Blatt Minze servieren.

Tipp:* *Soll es etwas Besonderes sein, schmeckt es, wenn das Sorbet in einem Sektglas serviert und mit Sekt aufgefüllt wird.

Nährwertangabe: 2 BE pro Portion

Geeiste Himbeercreme

4 Portionen

- ✓ 300 g TK-Himbeeren
- ✓ 1 Eigelb
- ✓ 250 ml Schlagsahne
- ✓ 1 Pck. Sahnesteif
- ✓ 3 EL Himbeergeist
- ✓ 30 g Zucker

Himbeeren auftauen lassen. Die Himbeeren mit einer Gabel grob zerdrücken. Eigelb mit dem Zucker schaumig rühren und die Himbeeren hinzufügen. Sahne steif schlagen. Sahnesteif nach Anleitung einstreuen. Sahne vorsichtig unter die Himbeeren heben. Creme in Dessertschälchen füllen und 45 Minuten im Gefrierfach anfrieren lassen. Die Himbeercreme in ein Cocktailglas füllen, den Himbeergeist darüber gießen und servieren.

Tipp:* *Vorsicht, Kalorienbombe!

Nährwertangabe: 1,3 BE pro Portion

Birnen-Gorgonzola-Quark

2 Portionen

- ✓ 200 g Quark
- ✓ 45 g Gorgonzola
- ✓ 2 EL Milch
- ✓ 2 reife kleine Birnen
- ✓ 1 EL gehackte Walnüsse
- ✓ Salz, Pfeffer

Quark mit der Milch gut verrühren. Gorgonzola in kleine Stückchen schneiden und zum Quark geben. Mit Salz und Pfeffer abschmecken. Die Birnen schälen, das Kerngehäuse entfernen und das Fruchtfleisch in Würfel schneiden. Birnenstücke vorsichtig mit dem Quark vermischen. Die gehackten Walnüsse darüber streuen.

Nährwertangabe: je nach Größe der Birnen ca. 1,5–2 BE

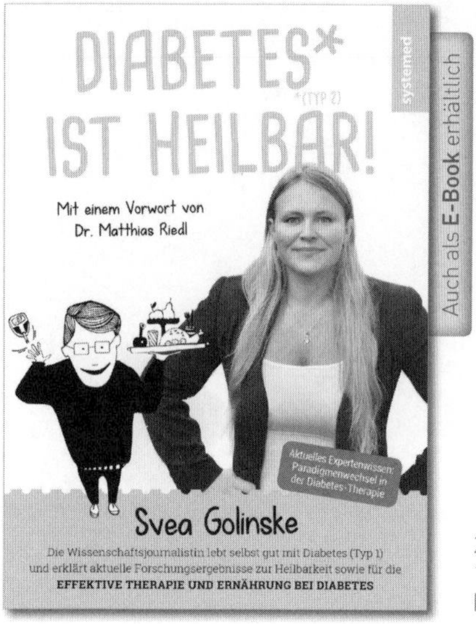

208 Seiten
19,99 € (D) | 20,60 € (A)
ISBN 978-3-95814-259-6

Svea Golinske

Diabetes ist heilbar!

Aktuelle Wissenschaft und internationales Expertenwissen

Diabetes ist KEIN unabwendbares Schicksal. Typ-2-Diabetes ist vermeidbar, aufhaltbar und in vielen Fällen sogar heilbar! Typ-1-Diabetes ist zwar nicht reversibel, jedoch kann man mit den richtigen Maßnahmen für ein Maß an Freiheit sorgen, das sich kaum von dem eines Nicht-Diabetikers unterscheidet.

Svea Golinske bereitet die topaktuellen Erkenntnisse der wichtigsten Experten leicht verständlich und nachvollziehbar auf. Sie führte mit 13 Experten Interviews, darunter Ärzte (wie der »NDR-Ernährungsdoc« Dr. Matthias Riedl) und Professoren aus Deutschland, Europa und den USA. Eine umfangreiche Recherche, ihre eigenen Erfahrungen als Typ-1-Diabetikerin und Gespräche mit Betroffenen bringen die Autorin zu dem ausführlich begründeten Schluss, dass es dringend an der Zeit ist für einen Paradigmenwechsel in der Diabetes-Therapie, denn:

Die Heilbarkeit von Typ-2-Diabetes und die für alle Diabetes-Typen relevanten Forschungsergebnisse werden in der heutigen Therapie oft kaum beachtet.

Das Buch zeigt Ihnen, wie Sie Diabetes – je nach Diabetes-Typ – vermeiden, verbessern oder sogar heilen können!

systemed

Bibliografische Information der Deutschen Nationalbibliothek
Die Deutsche Nationalbibliothek verzeichnet diese Publikation in der Deutschen Nationalbibliografie. Detaillierte bibliografische Daten sind im Internet über http://dnb.d-nb.de abrufbar.

Für Fragen und Anregungen
info@rivaverlag.de

Wichtiger Hinweis
Dieses Buch ist für Lernzwecke gedacht. Es stellt keinen Ersatz für eine individuelle medizinische Beratung dar und sollte auch nicht als solcher benutzt werden. Wenn Sie medizinischen Rat einholen wollen, konsultieren Sie bitte einen qualifizierten Arzt. Der Verlag und der Autor haften für keine nachteiligen Auswirkungen, die in einem direkten oder indirekten Zusammenhang mit den Informationen stehen, die in diesem Buch enthalten sind.

1. Auflage 2019

Nymphenburger Straße 86
D-80636 München
Tel.: 089 651285-0
Fax: 089 652096

Die Originalausgabe erschien 2012 im systemed Verlag.

Redaktion: systemed Verlag, Lünen
Umschlaggestaltung und -motiv: Hauptmann & Kompanie Werbeagentur, Zürich
Satz: A flock of sheep, Lübeck; Andreas Linnemann, München
Fotografie: Studio L'Eveque, München
Archivaufnahmen: www.fotolia.de
Druck: CPI books GmbH, Leck
Printed in Germany

ISBN Print 978-3-95814-298-5
ISBN E-Book (PDF) 978-3-95814-299-2
ISBN E-Book (EPUB, Mobi) 978-3-95814-300-5